Fatima Yousaf Ali
Asim Iqbal
Kashif Kamran

Tłuszcze trans jako czynnik ryzyka

Fatima Yousaf Ali
Asim Iqbal
Kashif Kamran

Tłuszcze trans jako czynnik ryzyka

dla odporności na insulinę i typ 2 Cukrzyca w grupach etnicznych miasta Quetta, Pakistan

Wydawnictwo Bezkresy Wiedzy

Imprint

Any brand names and product names mentioned in this book are subject to trademark, brand or patent protection and are trademarks or registered trademarks of their respective holders. The use of brand names, product names, common names, trade names, product descriptions etc. even without a particular marking in this work is in no way to be construed to mean that such names may be regarded as unrestricted in respect of trademark and brand protection legislation and could thus be used by anyone.

Cover image: www.ingimage.com

Publisher:
Wydawnictwo Bezkresy Wiedzy
is a trademark of
International Book Market Service Ltd., member of OmniScriptum Publishing Group
17 Meldrum Street, Beau Bassin 71504, Mauritius
Printed at: see last page
ISBN: 978-620-0-81742-6

POTWIERDZENIE

Jestem wdzięczny Wszechmogącemu "**ALLAHowi**", który jest najbardziej łaskawy, najbardziej miłosierny, jestem wdzięczny Temu, który daje siłę i cierpliwość, aby zakończyć to cenne dzieło. Zawsze wysyłał Swoją pomoc w sposób podstępny i okazywał swoje błogosławieństwo we wszystkich moich dziwnych godzinach.

Z głębokim poczuciem wdzięczności i oddania, czuję się zaszczycony mogąc wyrazić wdzięczność mojemu przełożonemu, Dr. Asimowi Iqbalowi, profesorowi nadzwyczajnemu, za jego motywację, wskazówki i za przydzielenie listu zezwalającego na pracę w różnych laboratoriach dla dobra mojej procesji doktorskiej i współprzewodniczącego Panem Kashif Kamran, wykładowca, który również nadzorował mnie najlepiej jak potrafił od początku istnienia strony internetowej literatury do praktycznego eksperymentowania dzięki swojemu entuzjastycznemu zainteresowaniu, bezcennej pomocy i serdecznej pomocy w prowadzeniu i zakończeniu prac badawczych oraz obszernemu pisaniu prac dyplomowych.

Jestem zobowiązany wobec Prof. Dr Rehana Mushtaq (przewodnicząca Katedry Zoologii), Prof. Dr Muhammad Anwar Panezai (Dziekan Wydziału Nauk Przyrodniczych), Prof. Dr Muhammad Alam Mengal (Dziekan Wydziału Badań) Uniwersytetu w Balochistanie, Dr Muzammil Ahmed Khan (Asystent Prof. Gomal University Department of Biochemistry D.I Khan) za ich wielką pomoc i współpracę.

Szczególne podziękowania kieruję do Pana Syeda Abbasa Haidera (pomoc laboratoryjna) w Sahib Az Zaman Medical Hospital oraz Akber Ali (technik laboratoryjny) w laboratorium diagnostycznym Fayyaz, którzy pomogli mi w laboratorium przeprowadzić eksperymenty, pobrać próbki, jak również wprowadzić dane w performie.

Na koniec chciałbym wyrazić moje serce pełne i najgłębsze uczucia dla moich rodziców, nauczycieli i przyjaciół, którzy zawsze pomagają i modlą się o mój sukces.

SPIS TREŚCI

ABSTRACT

Obecne prace badawcze zostały przeprowadzone w celu oceny roli kwasu tłuszczowego trans jako czynnika ryzyka insulinooporności i cukrzycy typu 2 w grupach etnicznych miasta Quetta w Balochistanie. Praca ta była wykonywana od sierpnia do listopada 2018 roku. Próbki zostały pobrane z dwóch różnych laboratoriów diagnostycznych: Sahib Az Zaman Medical Hospital i Fayyaz Diagnostic laboratory. Pacjenci zostali podzieleni na dwie grupy na podstawie spożycia tłuszczu. Do grupy I zaliczono pacjentów stosujących lipidy beztłuszczowe typu trans, a do grupy II - tych, którzy często stosują lipidy beztłuszczowe typu trans. Próbki pobierano bezpośrednio z żył po 12h nocnego postu, a profil lipidowy badano odwirowując próbki przy prędkości 4000rpm przez 2-3 minuty. Następnie odseparowano surowicę i przeprowadzono badanie w analizatorze klinicznym przy użyciu odczynników. Zebrane dane zostały zanotowane na monitorze Performa. Wyniki wykazały duże zróżnicowanie całkowitego poziomu lipidów i glukozy w obu grupach (I i II). Całkowite stężenie lipidów i glukozy w grupie I pozostaje na niskim poziomie w porównaniu z grupą II, stąd też stwierdzono występowanie cukrzycy typu 2 w grupie II o odpowiednio wysokim stężeniu lipidów i glukozy całkowitej.

ROZDZIAŁ 1

WPROWADZENIE

1.1 Kontekst badania

1.1.1 Znaczenie tłuszczów

Tłuszcze są uważane za złożone cząsteczki składające się z kwasów tłuszczowych i gliceryny. Dla prawidłowego wzrostu i energii Tłuszcze są niezbędne. Tłuszcze są najwolniejszym źródłem energii, ale najbardziej efektywną formą energii w żywności. Nadmiar tłuszczu w organizmie może być spowodowany brakiem równowagi pomiędzy spożyciem energii a brakiem aktywności fizycznej, które są przypuszczalnie podstawowym czynnikiem ryzyka rozwoju cukrzycy typu 2. Organizm przechowuje nadmiar energii w postaci tłuszczu w tkankach tłuszczowych, ponieważ tłuszcze są rzekomo wydajną formą energii, Tłuszcze mogą być szkodliwe i jako takie, tłuszcze muszą być spożywane w sposób kontrolowany w celu utrzymania zdrowej diety (Colditz i in., 1995)

1.1.2 Rodzaje tłuszczów:

Tłuszcze mogą występować w różnych typach, z których niektóre są bardziej korzystne niż inne. Różne rodzaje tłuszczów są nasycone, jednonienasycone i wielonienasycone. Korzystne skutki diet o wysokiej zawartości kwasów tłuszczowych jednonienasyconych (Garg i in., 1992) i wielonienasyconych (Houtsmuller i in., 1980) w stosunku do diet niskotłuszczowych, wysokowęglowodanowych na kontrolę glukozy i wrażliwości na insulinę zostały zgłoszone, Jednak potwierdzenie tych wysiłków nie są nigdzie zgłaszane (Heine i in., 1989).

1.1.3 Skład chemiczny tłuszczu Trans

Istnieje niewiele tłuszczów produkowanych przez człowieka w procesie uwodornienia, w którym atomy wodoru są dodawane do jednonienasyconych lub wielonienasyconych kwasów tłuszczowych w konfiguracji trans i określane jako kwas tłuszczowy Trana. Spośród wszystkich tłuszczów, tłuszcze Trana są najzdrowsze i zaleca się ich unikać w diecie. Krótkoterminowe badania wykazały niebezpieczne skutki spożycia kwasów tłuszczowych trans na profilach lipoprotein surowicy (Ascherio i in., 1999) i wrażliwość na insulinę (Christiansen i in., 1997).

1.1.4 Główne źródło tłuszczów trans:

Naturalnie tłuszcze Trana występują w mięsie i mleku w małych ilościach i głównie producenci żywności dodają je do żywności, aby uczynić ją bardziej smakowitą. Od 1911 r. wprowadzone przez Procter and Gamble sztuczne tłuszcze trans są stosowane przez firmy ze względu na ich pozytywne właściwości, takie jak długi okres przydatności do spożycia, stabilność i smakowitość. Tłuszcze te zostały zatem włączone do wielu produktów spożywczych, w tym do wyrobów piekarniczych i cukierniczych, takich jak ciasta, herbatniki, toffi, przekąski i produkty smażone w głębokim tłuszczu trans itp., ponieważ w zawartości tych produktów występuje wysokie stężenie tłuszczów trans (Kelly i in., 2014).

Tłuszcze przeżuwaczy zawierają niewielkie ilości tłuszczów Trans; na przykład, 4-8 g tłuszczów Trans znajduje się w 100 g tłuszczu mleka (Parodi, 1976). Margaryny i produkty na bazie margaryn oraz tłuszcze do smażenia zawierają znacznie większe ilości tłuszczów trans.

(Enig i in. , 1983; Slover i *in.*, 1985).

Kwas elaidynowy (t18:1n9) jest głównym składnikiem naukowo wytwarzanych jednonienasyconych TFA (Mensink, 2005). Naturalnymi źródłami TFA są tłuszcz wołowy, mleko i masło produkowane przez bakteryjną izomerazę przeżuwaczy, która może zmienić wiązania podwójne tłuszczów żywieniowych w konfigurację trans (Hunter i in., 1991; Ascherio i in., 1995; Christianse i in., 1997). Znacznie większe ilości jednonienasyconych TFA są produkowane w procesach przemysłowych, które zwykle można zaobserwować w niektórych produktach, takich jak skróty, margaryny i tłuszcze używane do smażenia (Christianse i in., 1997).

Najczęściej występującym w codziennej diecie kwasem tłuszczowym typu trans jest kwas elaidowy i jego izomery (Senti, 1985), które są 18 atomami węgla kwasu tłuszczowego z jednym podwójnym wiązaniem. Badania wykazały, że te kwasy tłuszczowe trans w porównaniu z ich izomerami cis, tj. kwasem oleinowym, podnoszą poziom cholesterolu całkowitego w surowicy (Vergroesen, 1972; Vergroesen i in., 1975).

1.1.5 Zagrożenia dla zdrowia związane z tłuszczami Trans

Dane dotyczące wpływu TFA u ludzi na wrażliwość na insulinę z badań nad karmieniem kontrolowanym były niespójne z bardzo krótkim czasem trwania (Risérus, 2006), ponieważ 5-letnie kontrolowane badania na małpach wykazały, że karmienie TFA (w przeciwieństwie do kwasu oleinowego) powodowało upośledzenie metabolizmu glukozy i insulinooporności (Kavanagh i in., 2007).

Grupa sprzężonych kwasów tłuszczowych trans, takich jak kwas linolowy, która jest grupą 18:2n-6 Tłuszcze trans są obecne w produktach mlecznych (mleko, masło, ser), podczas gdy częściowo uwodornione oleje roślinne są innym rodzajem nasyconego kwasu tłuszczowego, który może mieć działanie dibetogenne u ludzi. Informacje wskazują, że u mężczyzn z otyłością brzuszną z zespołem metabolicznym insulinowrażliwość może być spowodowana przez izomer CLA (trans10 cis12), w dawce 1% (Risérus i in., 2002).

Zaburzenia metaboliczne, powodowane przez otyłość i insulinooporność, są dobrze znane ze swojej zdolności prognostycznej w zakresie ryzyka chorób układu krążenia i cukrzycy (Girman i in, 2004; Dekker, 2005; McNeill, 2005).wcześniejsze badania pokazują, że różne rodzaje kwasów tłuszczowych wywierają wpływ na główne czynniki zaburzeń metabolicznych, jak spożycie SFA podrażnionej insulinooporności, podczas gdy spożycie jednonienasyconych (MUFA) i wielonienasyconych kwasów tłuszczowych (PUFA) miało efekt odwrotny (Riccardi i in., 2004; Riccardi i in., 2009).

Obecnie wiele przedsiębiorstw spożywczych ograniczyło stosowanie TFA w swoich produktach ze względu na zagrożenia dla zdrowia. Natomiast żywność z oznaczeniem "0" tłuszczu trans zawiera do 0,49 g TFA na porcję. Plan żywieniowy zalecał ograniczenie stosowania tłuszczów nasyconych z poziomu <10% (Ci, którzy chcą obniżyć swoje LDL, powinni ograniczyć je o 5-6%) oraz <1% energii z tłuszczów trans lub jak najniższej (Eckel i in., 2014; Lichtenstein i in., 2006).

1.1.6 Wpływ na zdrowie różnych innych tłuszczów:

Na podstawie różnych badań wiadomo zazwyczaj, że istnieje sprzeczność w wpływie różnych rodzajów tłuszczu na ryzyko chorób serca i cukrzycy typu 2. Wyniki poprzednich badań perspektywicznych wskazują, że w porównaniu ze spożyciem tłuszczu zwierzęcego, spożycie tłuszczu roślinnego ma pozytywny wpływ na zmniejszenie zachorowalności na cukrzycę i choroby serca (Hu i in., 1997; Meyer i in., 2001).

Ostatnia metaanaliza zaleciła jednak, aby nie znaleziono znaczącej zależności między spożywaniem tych dwóch typów kwasów tłuszczowych a ryzykiem wystąpienia chorób układu krążenia, zwracając uwagę na wpływ spożycia tłuszczu w diecie na choroby serca i ich czynniki ryzyka (Siri-Tarino i in., 2010; Chowdhury i in., 2014).

Adipocyty odgrywają wspaniałą rolę w wielu funkcjach organizmu, w tym w bilansowaniu energii, prawidłowym funkcjonowaniu układu odpornościowego, homeostazie glukozy i metabolizmie lipidów. Nadmierne spożycie nasyconych kwasów tłuszczowych może prowadzić do przerostu adipocytów, uwolnienia czynników zapalnych, a w konsekwencji do rozwoju przewlekłych stanów zapalnych o niskiej aktywności (Kennedy i in., 2009) oraz chorób układu krążenia (Fonseca-Alaniz i in., 2006).

Podobnie, nienasycone kwasy tłuszczowe bogate w składniki odżywcze, takie jak dieta śródziemnomorska, mają korzystne działanie w zwalczaniu chorób układu krążenia. Takie dane wyjaśniają rolę spożycia różnych kwasów tłuszczowych we wrażliwości na insulinę, co jest istotne dla dostosowania polityki zdrowotnej do populacji narażonych na ryzyko kardiometaboliczne (Kannel, 1986).

1.1.7 Produkcja tłuszczów trans:

Kiedy wielonienasycone bogate źródła kwasów tłuszczowych, takie jak warzywa i oleje morskie, są utwardzane w procesie uwodornienia, a następnie kwasy tłuszczowe Trans są produkowane, który ma pragnienie jędrności i smakowitości dla konsumentów i producentów żywności (Wiedermann, 1978).dzienne średnie spożycie kwasów tłuszczowych Trans jest 8-10g lub 6-8% dziennego spożycia tłuszczu w Stanach Zjednoczonych (Senti, 1985) i 17g w Holandii (Brussaard, 1986).

Obecnie większość tłuszczów Trana jest produkowana w przemyśle poprzez częściowe uwodornienie olejów roślinnych, gdzie wodór gazowy przepuszcza się siłą w wysokiej temperaturze przez wielonienasycony olej w obecności katalizatorów metalowych. Podczas tego procesu zdrowe cząsteczki omega-3 są zastępowane przez niezdrowe cząsteczki tłuszczu Trana. Przede wszystkim, tłuszcz trans jest trujący dla organizmu ludzkiego i powoduje cukrzycę typu 2 poprzez zastąpienie kwasu tłuszczowego omega 3 z błony plazmowej komórki, utrudniając w ten sposób wejście glukozy do komórki (Cartee i in., 1991).

1.1.8 Tłuszcze i cukrzyca typu 2:

Kilka badań wykazało, że zwiększenie spożycia tłuszczu o 40g/d zwiększa ryzyko wystąpienia cukrzycy typu 2 3-4 razy nawet po modyfikacji na otyłość. Podobnie, w badaniu przeprowadzonym przez bliźniaczki Kaiser Permanente stwierdzono, że wzrost spożycia tłuszczu całkowitego o 20g/d wiązał się z o 9% wyższym poziomem insuliny na czczo, co jest znacznikiem insulinooporności. Korelacja ta pozostaje stała po zmianach dotyczących otyłości (Mayer i in., 1993).

Badania wskazują, że zarówno u zwierząt, jak i u ludzi duże ilości całkowitych tłuszczów w diecie, niezależnie od rodzaju tłuszczu, powodują większą insulinooporność, ponieważ dane dotyczące insulinooporności pochodzą z różnych źródeł, zarówno z kontrolowanych badań klinicznych, jak i badań epidemiologicznych. (Storlein i in., 2000)

Zgodnie z informacjami uzyskanymi z dożylnego badania tolerancji glukozy w próbie, które wskazuje na dodatnią zależność między procentową wartością energii z całkowitej wrażliwości na tłuszcz i insulinę (Mayer-Davis i in., 1997).

Badanie przeprowadzone w siedmiu krajach przez fińską i holenderską kohortę wskazuje wreszcie, że rozwój cukrzycy typu 2 jest w dużym stopniu związany z 2h poziomem glukozy po obciążeniu, który jest niezależny od otyłości i wieku (Feskens i in., 1995).

1.1.9 Cukrzyca typu 2 i plan diety:

Odżywianie i dieta mogą odgrywać ważną rolę w cukrzycy typu 2 (nie zależnej od insuliny), poza tym naukowcy nie potrafili wyjaśnić czynników dietetycznych właściwego zaangażowania. Istnieje kontrowersja pomiędzy dietetycznymi rodzajami tłuszczu a ewentualnym ryzykiem zachorowania na cukrzycę. Kilka dowodów przemawia za tym, że spożycie nasyconych kwasów tłuszczowych jest główną przyczyną zapalenia białych tkanek tłuszczowych (Kannel i in., 1986).

1.1.10 Kwas tłuszczowy i β-komórki:

Ekspansja komórek β może być przeciążona ze względu na duże obciążenie białkiem insuliny i prowadzi do hiperinsulinemii, a w końcu ten stan może prowadzić do utraty masy komórek β i powstania naprężenia endoplazmatycznego siatkówki (Capiz i in., 2018). Zarówno badania in vitro, jak i in vivo na zwierzętach wykazały, że podniesienie poziomu kwasów tłuszczowych powodowało upośledzenie funkcji komórek β do nieprawidłowości w cukrzycy typu 2 (Kudahi i in., 1999).

Co ciekawe, dieta ojcowska może wpływać na dietę potomstwa może generować pewne zaburzenia metaboliczne. Najważniejszym powodem jest wiedza o spożyciu bogatego źródła insuliny (Consitt i in., 2018). Bogate źródło energii i spożycie dużej ilości tłuszczu w diecie może powodować choroby układu krążenia, brak aktywności fizycznej przyczynia się również do gromadzenia się tłuszczu w organizmie, który może również rozwijać stan prozapalny. Dostępne są dowody potwierdzające stan zapalny w tkance tłuszczowej spowodowany nadmiernym spożyciem nasyconych kwasów tłuszczowych (Kennel i in., 1986).

1.1.11 Poprawa wrażliwości na insulinę poprzez plan żywieniowy

Zmniejszona odpowiedź tkanek obwodowych na działanie insuliny nazywana jest insulinoopornością lub insulinowrażliwością. U osób z nadwrażliwością na insulinę dochodzi do rozwoju T2DM (Diabetes Mellitus typu 2). Insulinooporność jest uważana za istotny aspekt tzw. zespołu metabolicznego (MS), na który składają się: otyłość, niski poziom cholesterolu HDL, nadciśnienie tętnicze, nietolerancja glukozy, hiperglikerydemia i przyspieszona miażdżyca.

Podczas codziennej diety spożywamy różne kwasy tłuszczowe (FAs) o różnej liczbie wiązań podwójnych i różnej długości łańcucha. Kwas oleinowy, kwas linolowy, kwas palmitynowy i kwas stearynowy są najobfitszymi dietetycznymi kwasami tłuszczowymi. Osocze i lipidy tkankowe wskazują na ich obecność. Dlatego też dostępność i przechowywanie kwasów tłuszczowych w tkankach jest w dużym stopniu weryfikowane przez skład dietetycznych kwasów tłuszczowych (Hudson i in., 2008).

Zdolność do oceny podaży kwasów tłuszczowych i wzorców żywnościowych jest pomocna w prowadzeniu ewidencji żywności i informacji o częstotliwości spożycia. Podobnie jak w przypadku zwiększenia spożycia jednonienasyconych kwasów tłuszczowych (kwas i-e oleinowy) poprzez spożycie nieuwodornionych olejów roślinnych (np. oliwy z oliwek) lub wysokie spożycie mięsa i produktów mlecznych. Stanowi to pozytywny związek pomiędzy kwasem tłuszczowym jednonienasyconym a wrażliwością na insulinę (Hu i in., 2001), podczas gdy ogromny kontrolowany związek stanowi, że poprzez zastąpienie SFA (nasyconego kwasu tłuszczowego) MUFA (jednonienasyconego kwasu tłuszczowego) uzyskuje się poprawę wrażliwości na insulinę (Vessby i in., 2001).

1.1.12 Światowe strategie kontroli cukrzycy typu 2:

Spożycie oleju i margaryny było związane ze zmniejszonym ryzykiem zachorowania na cukrzycę, co stwierdzono również w innym, wcześniejszym badaniu epidemiologicznym, że istnieje korelacja między spożyciem tłuszczów roślinnych a zmniejszonym ryzykiem zachorowania na cukrzycę (Colditz, 1992; Vessby, 1994).

Rodzaj tłuszczu w diecie zmienia skład kwasów tłuszczowych w błonie komórkowej fosfolipidów i w znacznym stopniu wpływa na rozwój cukrzycy poprzez zmianę właściwości insuliny w transporcie glukozy przez błonę plazmową, jednak osoby prowadzące zdrowy tryb życia, preferujące dietę z wysoką zawartością margaryny i olejów, mają mniejsze ryzyko zachorowania na cukrzycę (Storlienet al., 1991).

Poprzednie badania epidemiologiczne wskazują, że istnieje związek pomiędzy spożywaniem przetworzonego mięsa o większym ryzyku wystąpienia cukrzycy (Snowdon i in., 1985; Colditz i in., 1992). Związek ten został hipotezowany jako mediator przez toksyczne działanie nitrozoamin beta-komórkowych lub przez tłuszcze nasycone (Peppa i in., 2002). Istnieje jednak odwrotny związek między spożyciem drobiu a ryzykiem zachorowania na cukrzycę.

W Korei Południowej, w sumie kalorii, procent spożycia tłuszczu jest niższa niż w krajach zachodnich diety, takich jak Stany Zjednoczone. Wynik spożycia tłuszczu ma inny wpływ na otyłość i czynniki ryzyka sercowo-naczyniowego od tych w krajach zachodnich (Koreańskie Ministerstwo Zdrowia i Opieki Społecznej 2013, 2014; Suh i in., 2001).

Zgodnie z danymi uzyskanymi z przekrojowego badania krajowego badania ankietowego dotyczącego zdrowia i żywienia w Korei, osoby z zaburzeniami metabolicznymi miały niższy odsetek spożycia tłuszczów i duży odsetek spożycia węglowodanów niż osoby wolne od tej choroby (Moon,2010).

W 2015 roku American Heart Association (AHA) i American Diabetes Association (ADA) wydały wspólne oświadczenie naukowe na temat powstrzymywania ChUK u dorosłych chorych na cukrzycę typu 2, podkreślając, że zarządzanie stylem życia (styl życia, odżywianie i edukacja) jest podstawą optymalnej opieki nad chorymi na cukrzycę, a pacjenci powinni być edukowani w celu ograniczenia stosowania SFA i wykluczenia w jak największym stopniu tłuszczów trans (Anderson i in., 2015).

1.1.13 Silny kwas tłuszczowy:

Faktycznie najskuteczniejsza FA u osób z zespołem metabolicznym w odniesieniu do zaburzonej wrażliwości na insulinę jest znana jako trans10cis12-CLA (Risérus, 2006).

Na całym świecie narasta wiele schorzeń, w tym otyłość, nadciśnienie tętnicze, choroby wieńcowe i cukrzyca nieinulinozależna (NIDDM). Obserwuje się również, że w ciągu ostatnich 40-50 lat zmieniła się ilość przyjmowanych kwasów tłuszczowych, co wskazuje na wzrost pochodzenia zwierzęcego i roślinnych źródeł uwodornionych, trans kwasów tłuszczowych i jednocześnie niewielki spadek wielonienasyconych kwasów tłuszczowych o długim łańcuchu (Simopoulos, 1994).

Dlatego obecne badania mają na celu zbadanie dokładnej roli kwasu tłuszczowego trans w przeciwieństwie do cukrzycy typu 2 w lokalnej rezydencji miasta Quetta.

1.1.14 Biomarkery kwasów tłuszczowych:

Tkanki te powinny być uważane za biomarkery, w których mierzy się kwasy tłuszczowe w celu interpretacji spożycia kwasów tłuszczowych. Tkanka ta powinna brać pod uwagę przy interpretacji biomarkerów spożycia kwasów tłuszczowych, a także zależy od aktywności enzymatycznej, która jest odpowiedzialna za desaturację i wydłużenie kwasów tłuszczowych, jak również od składu kwasów tłuszczowych (Vessby i in., 2002). Ponadto na skład kwasów tłuszczowych w tkankach może mieć wpływ kilka czynników, w tym genetyczne lub środowiskowe (Vessby i in., 2002).

1.2 Lokalizacja studiów

Balochistan area wise is largest province of Pakistan (347190 KM). Łączna powierzchnia prowincji wynosi 44%. Największym miastem jest Quetta, również stolica. Łącznie dzieli się na 6, łącznie 30 miast, położonych w południowo-wschodniej części Pakistanu. Łączna liczba mieszkańców Quetta wynosi 2275699 (raport ze spisu powszechnego z 2017 r.). W Quetta mieszkają różne grupy etniczne, w tym Urdu mówiący, Hazara, Baloch, Pasztun i Pendżabi.

1.3 Projekt studium

Przeprowadzono badanie kontrolne przypadku w celu określenia czynnika ryzyka we wrażliwości na insulinę i cukrzycę typu 2. Pobieranie próbek od uczestników odbywało się w dwóch różnych laboratoriach diagnostycznych. w Quetta City, a mianowicie w szpitalu Lab Of Shifa Khana Sahib uz Zamaan, który znajduje się przy Alamdar Road (A Hazara Dominated Area) oraz w drugim laboratorium Fayaz, który znajduje się w centrum miasta, gdzie zbierano dane od innych grup etnicznych (Baluch, Pashtun i Urdu). W okresie od sierpnia 2017 r. do października 2018 r. pobrano próbki od około 200 chorych na cukrzycę. Do zbierania danych w kwestionariuszu wykorzystano pewne parametry, które obejmują wiek, płeć, spożycie tłuszczów trans, spożycie tłuszczów nie trans, cholesterol LDL, cholesterol HDL, trójgliceryd, poziom glukozy, lipidy ogółem.

1.4 Cel badania

Podstawowym celem pracy było określenie czynnika ryzyka oporności na insulinę u diabatów typu 2 w różnych grupach etnicznych w odniesieniu do spożycia kwasu tłuszczowego przez Trana w codziennej diecie. Szczegółowe cele badania były następujące:

1. Przekrojowe badania porównawcze wartości demograficznych wśród chorych na cukrzycę typu 2.
2. Aby oszacować całkowity stosunek lipidów i poziom glukozy u konsumentów z tłuszczami trans i konsumentów bez tłuszczów trans
3. Aby dowiedzieć się, jaka jest proporcja cukrzycy typu 2 w zależności od płci.

1.5 Znaczenie badania

Proponowane badanie stanowi ważną próbę zbadania roli kwasu tłuszczowego trans we wrażliwości na insulinę i występowaniu cukrzycy typu 2 w różnych grupach etnicznych w mieście Quetta. W sektorze zdrowia tytuł ten jest bardziej wymagający, jak również stanowiący wyzwanie, ponieważ ogromna większość społeczeństwa jest całkowicie nieświadoma zagrożeń dla zdrowia wynikających ze spożycia tłuszczów trans. Wzrost czynnika ryzyka dla cukrzycy typu 2 poprzez spowodowanie wrażliwości na insulinę, poprzez zastąpienie kwasów tłuszczowych omega-3 z błony osoczowej, zaburzenie stosunku LDL i HDL, wzrost poziomu glukozy, cholesterolu, triglicerydów i całkowitego poziomu lipidów we krwi.

ROZDZIAŁ 2

PRZEGLĄD LITERATURY

Nadwaga jest głównym czynnikiem przyczyniającym się do rozwoju cukrzycy typu 2. Komórki tłuszczowe powstrzymują insulinę przed skutecznym wykonywaniem swojej pracy. Im więcej komórek tłuszczowych w organizmie, tym mniej wrażliwy staje się on na insulinę. Po latach budowania coraz większej ilości komórek tłuszczowych, organizm staje się w końcu tak odporny na działanie insuliny, że może dojść do rozwoju cukrzycy typu 2. Ale tak jak waga może zwiększać ryzyko i pogarszać przypadki cukrzycy, tak utrata wagi ma równie silny wpływ na obniżenie ryzyka choroby. Według Programu Zapobiegania Cukrzycy, utrata wagi była głównym predyktorem zmniejszonego ryzyka zachorowania na cukrzycę (Diabetes Prevention Program 2010).

2.1 Styl życia i cukrzyca Typ 2

Zarówno w krajach rozwiniętych, jak i rozwijających się wzorce odżywiania i aktywności fizycznej uległy znacznym zmianom wraz z występowaniem trwałych chorób związanych z odżywianiem, takich jak choroby układu krążenia, zmętnienie i cukrzyca typu 2 (WHO, 2003). Zauważalny jest spadek aktywności fizycznej, podczas gdy łączne spożycie energii, rafinowanych węglowodanów i tłuszczów wzrosło w prawie wszystkich grupach wiekowych (Światowa Organizacja Zdrowia, 2003).

Obecnie uznaje się, że ciągłe zmiany w aktywności fizycznej i diecie, które wspierają zdrowe życie, są trudne do osiągnięcia. Dietetycy skupiają się na cechach diety, które mogą mieć potencjalnie szkodliwy wpływ na organizm, na przykład na jakości tłuszczów, które mogą być pewnie zmienione poprzez zmianę składników diety lub składu kwasów tłuszczowych tłuszczów, które są tradycyjnie wykorzystywane (WHO, 2003).

2.2 Metabolizm kwasów tłuszczowych i odporność na insulinę

Metabolizm kwasów tłuszczowych jest związany z występowaniem insulinooporności i zmniejszonej tolerancji glukozy. Zwykle kwas tłuszczowy z krążącej błony osocza jest pobierany przez wątrobę i tkankę mięśniową, która pochodzi z tkanki tłuszczowej/tłuszczu żywieniowego i zamienia je na metabolity kwasu tłuszczowego, takie jak koenzym acylowy A(acyl-CoA). W mitochondriach utlenianie cząsteczek acyl-CoA albo generuje energię, albo jest przekształcane i przechowywane w tkance tłuszczowej w postaci trójglicerydów w celu późniejszego wykorzystania. (Drewno, 2006).

Obfitość krążących kwasów tłuszczowych, są powszechnie związane z insulinoopornością, cukrzycą typu 2 i otyłością (Brunzell i in., 2003). Wood opisał, że nieprawidłowe odkładanie się tłuszczu w obu tkankach mięśniowych i wątrobie może być spowodowane nadmiarem kwasów tłuszczowych (Wood, 2006).

Badania wykazały, że istnieje silna pozytywna zależność między insulinoopornością a przechowywaniem tłuszczów w tkankach mięśniowych (DeFronzo i in., 2009). Dodatkowo, insulinooporność mięśni wykazuje pozytywną zależność od ilości kwasów tłuszczowych w osoczu na czczo (Bajaj i in., 2005). Innymi słowy, poprzez zmniejszenie stężenia krążących kwasów tłuszczowych w mięśniach zmniejsza się również oporność na insulinę.

2.3 Czynniki ryzyka rozwoju cukrzycy

Dla rozwoju cukrzycy typu 2 najbardziej znanym czynnikiem ryzyka jest dieta wysokotłuszczowa (Sanders, 2003). Dowody epidemiologiczne przedstawione w badaniu zdrowotnym pielęgniarek wskazują, że zwiększone spożycie TFA jest czynnikiem ryzyka rozwoju T2DM (Salmerónn, 2001; Van Dam, 2001). Badania przeprowadzone na osobach i zwierzętach otyłych po spożyciu TFA wskazują na zwiększone wydzielanie insuliny (Christiansen i in., 1997). Dane sugerowały, że w przypadku spożycia tych olejków w ich nieuwodornionej pierwotnej postaci, występowanie T2DM byłoby zminimalizowane o >40% (Salmerónn, 2001; Hu, 2001).

W wielu badaniach opisano rozwój cukrzycy i jej związek ze spożyciem przetworzonego mięsa (Snowdon i Phillips, 1985). Zakłada się, że istnieją pewne mediatory, które obejmują tłuszcze nasycone i cholesterol (van Dam, 2002b).

Upośledzona wrażliwość na insulinę dla rozwoju cukrzycy typu 2 jest kluczowym czynnikiem, dlatego zmniejszenie cukrzycy typu 2, która wpłynęła na ogromne populacyjne metody zapobiegania zmniejszeniu wrażliwości na insulinę, może mieć duży wpływ.

U ludzi, wiele badań zostało przeprowadzonych w celu oceny roli dietetycznej jakości kwasów tłuszczowych na upośledzenie insuliny (Vessby, 2000; Riccardi i in., 2004), ponieważ obecnie nie stwierdzono wpływu odżywczej jakości tłuszczu na tę zmienną w opublikowanych sprawozdaniach z badań.

Modyfikując funkcję jakości FA w diecie, można kontrolować występowanie cukrzycy typu 2, ponieważ kilka badań na zwierzętach potwierdziło rozbieżne zniszczenie stopnia wrażliwości na insulinę po karmieniu nasyconym kwasem tłuszczowym, n-6 wielonienasyconym kwasem tłuszczowym lub n-3 PUFA (Jucker i in., 1999).

2.4 Zapobieganie cukrzycy typu 2

Wyniki wielu badań zalecają, że w profilaktyce cukrzycy typu 2 pomocne może być większe spożycie długołańcuchowego kwasu tłuszczowego (n-3), natomiast duże spożycie tłuszczów trans i tłuszczów nasyconych może być szkodliwe (Hu i in., 2001b). Inne czynniki, które minimalizują ryzyko wystąpienia cukrzycy typu II to witamina D (Baynes et al., 1997).

Sprzeczny fakt istnieje w odniesieniu do spożycia TFA jako krótkotrwałego spożycia diet o 5-9% nie mających niebezpiecznego wpływu na metabolizm glukozy i wrażliwość na insulinę (Louheranta i in., 1999; Lovejoy, 2002).

Dane z badania uzupełniającego przeprowadzonego przez pracowników służby zdrowia oraz z badania zdrowia kobiet w stanie Iowa wskazują, że większe spożycie TFA w odniesieniu do całkowitego wykorzystania energii całkowitego tłuszczu i masy ciała podczas analizy wskazuje, że nie stwierdzono wzrostu ryzyka T2DM w odniesieniu do spożycia TFA (Meyer, 2000).

Obecnie przewiduje się, że spożycie TFA wynosi <7% tłuszczu w diecie i 3% całkowitego zużycia energii (Emken, 1984).

W 2006 r. szkodliwe skutki TFA zostały udokumentowane przez podawanie żywności i leków, a także przyjęto zasadę dotyczącą wdrożenia oświadczenia, że ilość TFA na suplementach mlecznych i etykiecie żywieniowej zwykłej żywności powinna zostać zalegalizowana (Stende i in., 2004).

2.5 Rodzaje tłuszczów i występowanie cukrzycy

Tłuszcze nasycone to niezdrowy rodzaj tłuszczu, który twardnieje w twoich tętnicach, zwiększa zły (LDL) poziom cholesterolu i prowadzi do chorób serca. Tłuszcze nasycone znajdują się w produktach zwierzęcych, takich jak pełnotłusta mleczarnia oraz tłuste kawałki wołowiny, wieprzowiny i jagnięciny. American Diabetes Association sugeruje, że spożycie tłuszczów nasyconych powinno być ograniczone do nie więcej niż 7% całkowitego spożycia kalorii (American Diabetes Association, 2010).

Tłuszcze Trana są nawet niebezpieczne dla zdrowia w porównaniu z tłuszczami nasyconymi, a ich zużycie powinno być jak najbardziej zminimalizowane. Tłuszcze Tran nie tylko podnoszą zły poziom cholesterolu, ale także obniżają dobry poziom cholesterolu (HDL). Według badania przeprowadzonego przez pielęgniarkę w American Journal of Clinical Nutrition, tłuszcze trans najprawdopodobniej zwiększają ryzyko zachorowania na cukrzycę z powodu ich negatywnego wpływu na regulację wydzielania insuliny (Salmeron i in., 2001).

Pobór TFA był związany z występowaniem otyłości brzusznej (Koh-Banerjee i in., 2003) T2DM (Salmerón i in., 2001; Hu, 2001) oraz chorób układu krążenia (Oh i Hu i in., 2005). Wszystkie te schorzenia występują łącznie w zespole metabolicznym (MS), który zaleca, aby w etiologii tego zespołu spożycie TFA mogło odgrywać istotną rolę. Ponadto średnie spożycie TFA spadło w latach 1980-1998 (Ascherio i in., 1995; Oh i Hu i in., 2005).

2.6 Otyłość i cukrzyca typu 2

Występowanie T2DM i otyłości wciąż wzrasta (Mokdad i in., 2003). Przypuszcza się, że w 2025 roku częstość występowania T2DM wzrośnie u osób dorosłych o 300 milionów na całym świecie, czyli 5,4% populacji, co wskazuje, że w patogenezie T2DM nie tylko jakość tłuszczu w diecie jest czynnikiem decydującym. Celem tego badania jest analiza wyników wysokiego spożycia jednonienasyconych TFA w ciągu całego życia u młodych zdrowych dorosłych małp w przypadku braku przyrostu masy ciała przez wskaźnik metabolizmu glukozy, w celu wykrycia jakiegokolwiek efektu pro-diabetycznego (Hu i Manson i in., 2001).

2.7 Typ 2 Odporność na cukrzycę i insulinę

Cukrzyca typu 2 i występowanie oporności na insulinę we wszystkich krajach na całym świecie wzrasta w sposób przeszywający (NCD, 1980; International Diabetes Federation, 2013), co wskazuje na zapotrzebowanie na terapie zapobiegawcze na dużą skalę. Podstawą odstraszania i leczenia we wszystkich większych procedurach ma być dieta (Deakin i in., 2011; Evert, 2013). W celu zapobiegania cukrzycy typu 2 i poprawy profilu glukozowo-insulinowego zabiegi dietetyczne zwykle sugerują zwiększenie spożycia tłuszczów jednonienasyconych (MUFA) i zmniejszenie spożycia nasyconych kwasów tłuszczowych (SFA) (Deakin i in., 2011; Aranceta i in., 2012).

Główne luki zostały podkreślone w wytycznych żywieniowych dotyczących wpływu węglowodanów i tłuszczów spożywczych na homeostazę glukozy i insuliny, które zawierają niepewność co do korzyści płynących z MUFA w niektórych badaniach zostały wzmocnione przez kontrolę kaloryczności i ograniczone dowody na wpływ tłuszczów wielonienasyconych lub nasyconych kwasów tłuszczowych (Deakin i in., 2011; Eckel i in., 2013). W celu ustanowienia nowej strategii dla dostawców usług doświadczalnych i decydentów politycznych na całym świecie niezbędne jest zrozumienie roli dietetycznych makroskładników pokarmowych w kontroli glukozy i insuliny.

Nierówności pomiędzy wysokim poborem energii a zmniejszoną aktywnością fizyczną powodują nadmiar masy ciała, co może powodować rozwój cukrzycy typu 2 (Colditz i in., 1995). Nadal jednak istnieje niepewność co do roli dietetycznych kwasów tłuszczowych w oporności na insulinę i ryzyku wystąpienia cukrzycy typu 2 (Grundy, 1991).

2.8 Dieta i cukrzyca

Pozytywny wpływ diet o wysokiej zawartości jednonienasyconych kwasów tłuszczowych (Garg i in., 1992) i wielonienasyconych kwasów tłuszczowych w odniesieniu do diet niskotłuszczowych, wysokowęglowodanowych na kontrolę glukozy i wrażliwość na insulinę zostały zgłoszone, ale na ogół wpływ ten nie został zaobserwowany (Heine, 1989). Szkodliwy wpływ spożycia trans kwasów tłuszczowych na wrażliwość na insulinę i na profil lipoprotein w surowicy, ujawniony w badaniach krótkoterminowych (Mensink i in., 1990; Christiansen i in., 1997; Ascherio i in., 1999).

Istnieją kontrowersyjne dane epidemiologiczne dotyczące występowania cukrzycy typu 2 i spożycia różnych typów kwasów tłuszczowych, jak w jednym z badań przekrojowych stwierdzono dodatnią korelację między stężeniem insuliny a spożyciem nasyconych kwasów tłuszczowych z, ale odwrotną zależność stwierdzono ze spożyciem wielonienasyconych kwasów tłuszczowych (Hertog i in., 1994). Częstość występowania cukrzycy typu 2 była analizowana przez dwa potencjalne badania, które wykazały, że nie ma związku pomiędzy całkowitą zawartością tłuszczu w diecie a ryzykiem wystąpienia cukrzycy (Lundgren i in., 1989).

Jednak z powodu niewystarczających szacunków żywieniowych, niepełnej kontroli mylących i ograniczonej liczby punktów końcowych, ustalenia te zostały uznane za niedoskonałe. W szczególności, oceny te nie regulują różnych rodzajów kwasów tłuszczowych, co jest istotne, ponieważ są one wzajemnie powiązane (Hu i in., 1997) i mogą mieć sprzeczne skutki.

W związku z rosnącym wskaźnikiem otyłości i pogarszającą się jakością diety, cukrzyca wzrasta (Ley i in., 2016). W USA potrzeba ograniczenia spożycia wolnych cukrów i szybko trawionych skrobi wyjaśnia wzrost spożycia węglowodanów ogółem. Jednak niektóre po prostu przetworzone całe ziarna lub bogate w błonnik nienaruszone warzywa, które chronią przed cukrzycą, przydatne w jej leczeniu i z dodatkowymi korzyściami w zakresie CVD i chorób żołądkowo-jelitowych obejmują rośliny strączkowe, rośliny strączkowe i owoce, a ich szkodliwe skutki są nadal nieznane (Mann i in., 2016).

W mleku mlecznym obecna jest duża ilość tłuszczu (tj. 70 % ONW). Oprócz kwasu laurynowego (12:0) w mleku krowim obecna jest duża ilość kwasu tłuszczowego z 4-10 węglami, które składają się z krótkiego i średniego łańcucha oraz nieparzystej liczby FA,15:0 i 17:0. Dane uzyskane z badań przekrojowych starszych szwedzkich mężczyzn wskazują, że spożycie tłuszczu mlecznego jest odwrotnie powiązane z licznymi anomaliami metabolicznymi, które obejmują wysokie stężenie glukozy w osoczu na czczo (Smedman i in., 1999).

Według Pereira *i wsp.* młodych dorosłych z nadwagą, którzy byli na początku, spożycie mleka było również odwrotnie związane z insulinooporności i występowaniem czynników metabolicznych (Pereira i wsp., 2002).

Badanie uzupełniające przeprowadzone przez Health Professionals pokazuje, że plany żywieniowe zawierające dużą ilość przetworów mlecznych, zwłaszcza u mężczyzn spożycie przetworów mlecznych o niskiej zawartości tłuszczu było związane ze zmniejszonym ryzykiem cukrzycy typu 2 (Choi i in., 2005).

W 2015 roku, we współpracy Amerykańskiego Stowarzyszenia Cukrzycowego (standardowa opieka medyczna w cukrzycy) z ACC/AHA (American College of cardiology i American Heart Association), opublikowano wspólne wytyczne, które zalecają terapię obniżającą poziom cholesterolu we krwi dla wszystkich dorosłych chorych na cukrzycę, u których stwierdzono ChUK, jeżeli nie są tolerowane lub przeciwwskazane (ADA, 2015).

Obecnie kładzie się nacisk na cukrzycę opartą na bogatych w składniki odżywcze, całych produktach spożywczych (zawierających odpowiednią porcję) w celu osiągnięcia odpowiedniej masy ciała, poziomu glukozy we krwi, ciśnienia krwi, a także w celu opóźnienia lub zapobiegania problemom zdrowotnym u pacjentów z cukrzycą (ADA, 2015; Evert i in., 2013).

Uznając indywidualizację za ważny aspekt życia, wielu pacjentów pytało kiedyś swojego opiekuna ds. zdrowia cukrzycowego o konkretne diety. Istnieją dwie diety oparte na dowodach naukowych (śródziemnomorska i dietetyczna), które są często sugerowane do nadzorowania cukrzycy i obniżania ryzyka zachorowania na CVD, jak również nadciśnienia tętniczego. Biorąc pod uwagę oba te wzorce żywieniowe, zindywidualizowane wzorce żywieniowe zalecają dietę, która ma kulturowe jedzenie, jak również osobiste preferencje, a nie do poszczególnych lub poszczególnych produktów spożywczych (ADA, 2015; Evert i in., 2013).

2.9 Zagrożenia dla zdrowia związane z tłuszczami nasyconymi

Dane potwierdzają, że korzyści płynące z zastąpienia PUFA, a zwłaszcza kwasu linolowego, są znacznie większe niż w przypadku zastąpienia MUFA do celów kardioaktywnych. Dodatkowe korzyści dla chorych na cukrzycę mogą mieć również zastosowanie; obecne randomizowane badania kliniczne potwierdziły, że wrażliwość na insulinę można poprawić poprzez spożycie olejów roślinnych o wysokiej zawartości linoliny i może ona pomóc w zapobieganiu cukrzycy (Riserus, 2010; Farvid, 2014). Mniej jest informacji, które przemawiają za tym, że kwas oleinowy chroni serce i mniej więcej brak jest danych wskazujących na wpływ na wrażliwość na insulinę.

Ogólnie uważa się, że nasycone kwasy tłuszczowe mają szkodliwy wpływ na zdrowie, co jest reprezentowane przez szeroko rozpowszechniony przekaz publiczny, który reklamował redukcję nasyconych kwasów tłuszczowych do mniej niż 10% lub nawet 7% całkowitego spożycia energii w celu korzyści dla zdrowia serca, a także obniżenie ryzyka cukrzycy typu 2 (Yalow i in., 1960). Istnieje jednak mniej dowodów na szkodliwy wpływ wysokiego spożycia SFA na ryzyko wystąpienia cukrzycy typu 2 (Kahn i in., 1976).

2.10 Modyfikacja diety i cukrzyca typu 2

W rzeczywistości, Diet Modification Trial by women's Health Initiative (Olefsky et al., 1973) nie zaleca żadnej korzyści z ograniczenia spożycia SFA na występowanie cukrzycy typu 2. Nadmiar danych zaleca, aby spożycie produktów mlecznych, które zazwyczaj zawierają dużo SFA, było odwrotnie związane z cukrzycą typu 2 (Reaven, 1988; Wood, 2006), co w połączeniu ze sprzecznymi informacjami o całkowitym spożyciu SFA i ryzyku zachorowania na cukrzycę typu 2 budzi wątpliwości, czy całe spożycie SFA ma szkodliwe skutki.

Ponowna analiza informacji Salmeron *et al* z Badania Zdrowia Pielęgniarek zaleciła, aby wysokie spożycie wielonienasyconych kwasów tłuszczowych i niskie spożycie kwasów tłuszczowych typu trans u kobiet znacznie zminimalizowało ryzyko wystąpienia cukrzycy typu 2. Dzięki zastąpieniu 2% energii z kwasów tłuszczowych typu trans przez wielonienasycone kwasy tłuszczowe występowanie cukrzycy typu 2 zmniejszy się do 40% (Salmeron i in., 2001).

Wzorce odżywiania i aktywności fizycznej zmieniły się znacząco zarówno w krajach rozwijających się, jak i w krajach rozwijających się, wraz z gwałtownym wzrostem zachorowań na choroby przewlekłe związane z odżywianiem, takie jak

ChUK, otyłość i cukrzyca typu 2 (Światowa Organizacja Zdrowia, 2003). We wszystkich grupach wiekowych wzrosło całkowite spożycie energii, tłuszczu i węglowodanów rafinowanych, podczas gdy aktywność fizyczna zmniejszyła się (Światowa Organizacja Zdrowia, 2003).

2.11 Zarządzanie zaburzeniami lipidowymi

U chorych na cukrzycę niezbędne jest leczenie zaburzeń lipidowych, spożycie kalorii, a także u osób z nadwagą utrata masy ciała. Aby obniżyć poziom cholesterolu LDL, NCEP (National cholesterol estimation program) i ADA (American diabetes association) zgadzają się zminimalizować spożycie nasyconych i trans kwasów tłuszczowych (NCEP, 2001; ADA, 2003). NCEP sugeruje, że dzienne spożycie tłuszczów nasyconych powinno być ograniczone, tj. <7% kalorii ogółem, podczas gdy dzienne spożycie cholesterolu powinno być ograniczone do < 200 mg.

Do obniżenia poziomu cholesterolu LDL potrzebne są dodatkowe opcje dietetyczne, które obejmują zwiększenie dziennej ilości rozpuszczalnego błonnika do 10-25g, codzienne dodawanie 2g steroli roślinnych, a także włączenie do diety białka sojowego. Zmniejszenie wartości cholesterolu LDL o 5-15% jest związane z tymi zabiegami. Według zalecenia ADA (American Diabetes Association) zastępującego tłuszcze nasycone węglowodanami lub tłuszczami jednonienasyconymi, natomiast ATP III sugeruje, że zmniejszenie spożycia węglowodanów do <60% u osób, które mają wysoki poziom triglicerydów i niski poziom cholesterolu HDL.

2.12 Upośledzona wrażliwość na insulinę

Upośledzona wrażliwość na insulinę dla rozwoju cukrzycy typu 2 jest kluczowym czynnikiem, dlatego zmniejszenie cukrzycy typu 2, która wpłynęła na ogromne populacyjne metody zapobiegania zmniejszeniu wrażliwości na insulinę, może mieć duży wpływ.

U ludzi, wiele badań zostało przeprowadzonych w celu oceny roli dietetycznej jakości kwasów tłuszczowych na upośledzenie insuliny (Vessby, 2000; Riccardi i in.,

2004), ponieważ obecnie nie stwierdzono wpływu odżywczej jakości tłuszczu na tę zmienną w opublikowanych sprawozdaniach z badań.

Modyfikując funkcję jakości FA w diecie, można kontrolować występowanie cukrzycy typu 2, ponieważ kilka badań na zwierzętach potwierdziło nierównomierne zniszczenie stopnia wrażliwości na insulinę po karmieniu nasyconym kwasem tłuszczowym, n-6 wielonienasyconym kwasem tłuszczowym lub n-3 PUFA (Storlien i in., 1987; Jucker i in., 1999).

Tabela 2.1: Krótkie, kompleksowe badanie pracy badawczej dotyczącej cukrzycy

S.No.	Parametr	Kraj	Referencje
1	Częstość występowania cukrzycy, cukrzycy przedwczesnej i związanych z nią czynników ryzyka	Pakistan	Basit et al., 2016
2	U dorosłych Chińczyków prewalencja i kontrola cukrzycy	Chiny	Xu i in., 2013
3	W Belgii pacjenci chorzy na cukrzycę typu 2 zwiększający aktywność fizyczną	Belgia	De Greef et al., 2011
4	We wczesnym okresie życia narażenie na głód w Chinach i ryzyko hiperglikemii i cukrzycy typu 2 w dorosłym życiu	Chiny	Li et al., 2010
5	W scenariuszu indyjskim Epidemiologia cukrzycy typu 2:	Indie	Mohan et al., 2007
6	Niski stopień zapalenia, otyłość i insulinooporność u młodzieży	Niemcy	Herder i in., 2007
7	U kobiet spożycie ziemniaków i frytek oraz ryzyko zachorowania na cukrzycę typu 2.	USA	Halton i in., 2006
8	Ryzyko cukrzycy typu 2 i schematy żywieniowe	USA	Schulze i in., 2002
9	Modyfikacje stylu życia i ich wpływ	Japonia	Sone et al., 2002

	na cukrzycę typu 2 Pacjenci z cukrzycą		
10	Zmniejszona nietolerancja tłuszczów i glukozy	Australia	Swinburn i in., 2001
11	Zarządzanie cukrzycą typu 2 we Francji	Francja	Detournay i in., 2000
12	spożycie tłuszczu mlecznego było odwrotnie związane z podwyższonym stężeniem glukozy w osoczu na czczo	Szwecja	Stedman i in., 1999
13	W cukrzycy typu 2 przegląd 6-letniej terapii	Zjednoczone Królestwo	UK Prospective Diabetes Study Group. (1995)

Według Basit et al., 2016 r. rosnące obciążenie cukrzycą w Pakistanie wiąże się głównie z siedzącym trybem życia i bogatą w kalorie dietą prowadzącą do otyłości, podczas gdy badania Xu et al., 2013 r. pokazują, że w reprezentatywnej próbie dorosłych Chińczyków szacowana częstość występowania cukrzycy i prediabetes wynosiła odpowiednio 11,6% i 50,1%, podczas gdy De Greef et al., 2011 r. wyniki wskazują, że zwiększenie aktywności fizycznej u belgijskich pacjentów z cukrzycą typu 2 może pomóc w kontrolowaniu ciężkości choroby. Mohan et al., 2007 stwierdza, że "Indie są cukrzycową stolicą świata z 40.9 milionami oczekuje się wzrostu 69.9 milionów do 2025 r. z powodu epidemiologicznego przejścia związanego ze zmianami w diecie ojców i zmniejszoną aktywnością fizyczną jako oczywistą z wyższej prewalencji cukrzycy w populacji miejskiej.

Z drugiej strony wyniki badań Herder i in. z 2007 r. wskazują, że w Niemczech otyłość u nastolatków powoduje głównie cukrzycę typu 2, ponieważ wykazano, że tkanki adipocytowe wydzielają wiele cytokin i chemokin, które są uważane za czynnik ryzyka dla cukrzycy typu 2. Podczas gdy Halton i in., 2006 opisują w amerykańskim czasopiśmie poświęconym odżywianiu klinicznemu, że frytki składają się zazwyczaj z białych ziemniaków i częściowo uwodornionych olejów zawierających tłuszcze trans są głównym czynnikiem przyczyniającym się do rozwoju cukrzycy typu 2 u kobiet prowadzących siedzący tryb życia. Ponadto, w Stanach Zjednoczonych Ameryki Schulze i in., 2002 stwierdza się, że istnieje pozytywny związek między spożyciem przetworzonego mięsa a ryzykiem wystąpienia cukrzycy typu 2.

Podczas gdy w Australii Swinburn i wsp., 2002 opisują, że nietolerancja glukozy została poprawiona u pacjentów na diecie o obniżonej zawartości tłuszczu, a w populacji japońskiej Sone i wsp., 2002 stwierdzają, że częstość występowania cukrzycy typu 2 może być kontrolowana poprzez modyfikację stylu życia.

Podczas gdy według Detournay i in., 2000 r. postępowanie z pacjentami z cukrzycą typu 2 jest we Francji niewłaściwe, pomimo ostatnich postępów. Co więcej, we Francji wymagane jest monitorowanie i poprawa postępowania z chorobą, podobnie jak w innych krajach rozwiniętych, a w Szwecji Stedman i wsp., w 1999 r. stwierdzono, że spożycie tłuszczu mlecznego jest odwrotnie związane z podwyższonym stężeniem glukozy w osoczu na czczo.

Wreszcie, przegląd 6-letniej terapii cukrzycy typu II przez UK Prospective Diabetes Study Group. (1995) pokazuje, że dalsza poprawa kontroli glukozy, uzyskana dzięki intensywnej terapii w porównaniu z terapią konwencjonalną, będzie korzystna klinicznie w utrzymaniu zdrowia.

ROZDZIAŁ 3

METODOLOGIA

3.1 Projekt badawczy

Obecne prace badawcze koncentrują się na profilu lipidowym i związanych z nim informacjach, które zostały zebrane za pomocą przyjętego i zmodyfikowanego dostępnego kwestionariusza. W trakcie tych prac badano również pewne parametry demograficzne, w tym nazwę, płeć i wiek w różnych grupach etnicznych. Inne parametry kliniczne zostały oszacowane w ramach procedur laboratoryjnych, w tym spożycie tłuszczów trans, poziom triglicerydów, poziom cholesterolu, HDL (High Density Lipid Level), LDL (Low Density Lipid Level), poziom glukozy (GL) i całkowity poziom lipidów (Total Lipid Level (TLL)).

3.2 Obszar badań

Obecne badanie zostało przeprowadzone w Quetta City w Balochistanie w 4 różnych grupach etnicznych w wieku od 35 do 80 lat, które odpowiedziały na kwestionariusz. W ankiecie pytano o zdrowie medyczne, styl życia i inne informacje związane z dietą. Zebrano dane od tych uczestników, którzy uczestniczyli w rutynowej ocenie stanu zdrowia, prowadząc rejestr spożycia tłuszczów na potrzeby rutynowych badań lekarskich w Laboratorium Diagnostycznym Fayez i Szpitalu Medycznym Sahib Az Zaman. Badania przeprowadzono w okresie od sierpnia 2017 do października 2018 roku. Zapisano do badania tylko tych uczestników, którzy mieli wywiady cukrzycowe lub na początku badania.

3.3 Wielkość próbki

Łącznie wybrano losowo 400 uczestników. Wielkość próby została obliczona za pomocą kalkulatora on-line.

3.4 Wybór zmienny

Głównym celem badania było ustalenie korelacji pomiędzy spożyciem trans kwasu tłuszczowego, glukozy na czczo i lipidu całkowitego u uczestników cierpiących na cukrzycę typu 2. Kryterium włączenia stanowiły rozpoznane przypadki cukrzycy typu 2 o określonym wieku i płci z nietolerancją glukozy, upośledzoną tolerancją glukozy, gdzie stężenie glukozy w osoczu mieściło się w przedziale 140-200mg/dycylitr (7,8-11,0mmol/L). Wyniki uzyskano po 2h doustnego spożycia 75g glukozy u osób z obniżonym stężeniem glukozy w osoczu krwi poniżej 140mg/dycylitr (WHO, 1985) po nocnym czczeniu. U osób, u których uzyskano pierwszy nieprawidłowy wynik, test został powtórzony. A kwalifikacja została ustalona na podstawie średniej z dwóch wartości. Kryteria wyłączenia do diagnostyki obejmowały cukrzycę, przeżycie przez 6 lat udokumentowane obecnością choroby przewlekłej wątpliwej oraz inne właściwości, które mogą utrudniać udział w badaniu (niepełnosprawność psychiczna lub fizyczna) (WHO, 1985).

Kryteria wykluczenia opierały się na tych pacjentach, którzy na początku rozwoju cukrzycy typu 2 byli leczeni i dostosowywali środki zapobiegawcze.

Wszyscy wybrani pacjenci zostali poddani szczegółowemu wywiadowi dotyczącemu ich nawyków żywieniowych oraz pobraniu próbki krwi żylnej na czczo w celu obliczenia profilu lipidowego. Główną informacją badawczą był wywiad żywieniowy, a w szczególności różnorodność oleju/tłuszczu stałego używanego codziennie do przygotowania żywności (kwas tłuszczowy i-e trans lub cis).

Profil lipidowy został oceniony poprzez pobranie 3 ml krwi żylnej po 12h postu. Próbkę krwi odwirowywano z prędkością 4000rpm przez 5 minut (wirówka 80-1, Chiny) i prowadzono wraz z odczynnikiem w analizatorze klinicznym (SA-20 CLINDIAG, Japonia) zgodnie z procedurą manualną (Masood Anwar, M Amin Waqar, Farooq Ahmed Khan.Manual of laboratory medicine. ^{3rd} rev.ed.Pakistan:

Armed Forces of pathology Rawalpindi; 2005. 1090p). The values obtained thus recorded according to the standard values (Marguerite Ambrose, 2001). Wszystkie wyniki zarejestrowano na specjalnie dla niej opracowanej recepturze Performa (WHO, 2010).

Dwie grupy uczestników są zaprojektowane w następujący sposób:

a) **Grupa I**: W jej skład wchodzi 200 pacjentów, 85 mężczyzn i 115 kobiet, które stosują preparat Trans beztłuszczowy olej/ tłuszcz stały.

b) **Grupa II**: Obejmuje 200 pacjentów, 90 mężczyzn i 110 kobiet, które stosują kwas tłuszczowy Trans w postaci stałej.

Diagnostyka chorych na cukrzycę typu 2 opierała się na teście cukrzycowym na czczo i w tym celu wynajęty technik laboratoryjny pomagał w pobraniu próbki do probówki zawierającej środek przeciwzakrzepowy i-e EDTE (kwas etylenodiaminotetraoctowy) i odwirowywaniu próbki przez 2-3 minuty przy 4000 obr/min, następnie surowica była rozdzielana i dodawano do niej odczynniki, a próbkę przepuszczano przez analizator kliniczny i otrzymywano wynik.

Dla oszacowania całkowitej zawartości lipidów można użyć następującego wzoru

Lipid całkowity = 2,27* cholesterol całkowity+trójgliceryd całkowity+62,3 mg/dl (Bernert i in., 2007)

Lipid całkowity jest mierzony przy użyciu wartości cholesterolu całkowitego i triglicerydów.

Rekord żywieniowy oparty był na rutynowym raporcie o spożyciu żywności. Uzyskane dane żywieniowe obejmują tłuszcz całkowity różnych typów i-e nasyconego kwasu tłuszczowego (SFA), jednonienasyconego kwasu tłuszczowego (MUFA) i wielonienasyconego kwasu tłuszczowego (PUFA) ze źródeł zwierzęcych i roślinnych.

3.5 Ocena punktu końcowego:

Według Światowej Organizacji Zdrowia (WHO, 1985), cukrzycę zdefiniowano jako "po dwóch godzinach doustnego przyjmowania glukozy w osoczu o stężeniu 200mg/decylitr lub stężeniu glukozy w osoczu na czczo 140mg na decylitr lub wyższym". Pomiar stężenia glukozy w osoczu pomaga w diagnozie cukrzycy, jeśli wartość ta wzrasta od 120mg/dl. Technik laboratoryjny potwierdził wszystkie przypadki cukrzycy.

3.6 Analiza statystyczna:

Wyniki obu grup analizowano poprzez porównanie profilu lipidowego na czczo z lipidem całkowitym. W celu określenia wartości istotności wyniku zastosowano test Chi square. Za znaczącą uznano wartość < 0,05. Do obliczenia średniej wybranych parametrów (i-e Wiek, Cholesterol w surowicy, Poziom Glukozy, HDL, LDL, Trigliceryd i Lipid całkowity) wraz z odchyleniami standardowymi wykorzystano Pakiet Statystyczny dla Nauk Społecznych (SPSS-IBM, wersja: 21). W celu określenia korelacji krzyżowej pomiędzy parametrami konsumentów tłuszczów trans i konsumentów nietłustych trans w odniesieniu do cukrzycy typu 2 zastosowano test Chi-kwadratowy z jednym ogonem. Wartość $p \leq 0,05$ uznano za istotną. Do rysowania wykresów słupkowych i kołowych wykorzystano również program Microsoft Excel (2007), a do obliczenia wyniku z-score wykorzystano kalkulator internetowy dla wartości demograficznych (https://www.socscistatistics.com/tests/ztest/Default2.aspx).

3.7 Korekta odniesień:

Wszystkie referencje zostały poprawione za pomocą programu Zotero, wersja 5.0 (www.zotero.org).

Ponadto, sprawdzono krzyżowo odniesienia do książek przez google scholar (www.google.com).

ROZDZIAŁ 4

WYNIK

To prospektywne, porównawcze badanie kliniczne zostało przeprowadzone na 400 pacjentach (n=400), które wykazało, że było 225 kobiet i 175 mężczyzn. Uczestników podzielono na grupę I (n=200) stosujących tłuszcze trans wolne od tłuszczu (olej), a grupę II (n=200) spożywających tłuszcze trans (ghee/ tłuszcze stałe). Szczegóły dotyczące badań demograficznych z różnych grup etnicznych miasta Quetta w Beludżystanie są podsumowane w tabeli 4.1.

Tabela 4.1: Przekrojowy wynik porównawczy wartości demograficznych zaczerpniętych z różnych grup etnicznych miasta Quetta, Balochistan (n=400).

Ograniczenia	**Kategorie**	**Mężczyzna**	**Kobieta**	**Wartości P**
Grupy wiekowe	35-70	175 (44%)	225 (56%)	0.001
Etniczność	Baluch	43 (25%)	57 (25 %)	0.075
	Hazara	45 (26%)	59 (26 %)	0.001
	Pashtun	44 (25 %)	60 (27%)	0.001
	Urdu	43 (25%)	49 (22 %)	0.001
Stan cywilny	Pojedynczy	135 (27.00%)	31 (6.20%)	0.092
	Żonaty	249 (49.8%)	85 (17.00%)	0.0003
Sytuacja finansowa	Biedny	65 (13.00%)	38 (7.60)	0.0002
	Przeciętny	259 (51.80)	55 (11.00%)	0.0001
	Bogaty	18 (3.60%)	5 (1.00%)	0.0002
Edukacja	Niepiśmienny	114 (24.83%)	36 (7.84%)	0.004
	Gimnazjum	57 (12.41%)	35 (7.62%)	0.0001
	Liceum Ogólnokształcące	85 (18.51%)	19 (4.13%)	0.0025
	Studia licencjackie	59 (12.85)	13 (2.83%)	0.0002
	Podyplomowe	35 (7.61%)	6 (1.30%)	0.0001
BMI**	Normalny	79 (15.80%)	17 (3.75%)	0.0048
	Nadwaga	45 (9.00%)	22 (4.85%)	0.0007
	Otyły	245 (49.00%)	45 (9.93%)	0.0004
Styl życia	Palenie tytoniu	179 (33.02%)	18 (3.32%)	0.0002
	Dodana sól w żywności	280 (51.66%)	65 (11.99%)	0.0002
Aktywność fizyczna	Niski poziom	245 (57.10%)	79 (18.41%)	0.024
	Umiarkowany	79 (18.40%)	13 (3.03%)	0.0003
	Wysoki	85 (1.86%)	55 (1.10%)	0.0001
Ciśnienie krwi	Normalny	233 (46.60%)	83 (16.60%)	0.022
	Wysoki	152 (30.4%)	32 (6.40%)	0.005

* Dane zostały obliczone w przedziale ufności 95% przy zastosowaniu testu Chi-kwadratowego, jednak odnotowano zmienność i odchylenie wyników.

** Wskaźnik masy ciała został zmierzony poprzez porównanie faktów opartych na wzroście z masą ciała osób dorosłych.

W tabeli 4.1. wykazano, że charakterystyka demograficzna była pierwszą priorytetową sekcją naszego kwestionariusza po uwzględnieniu konfunderów, takich jak grupa wiekowa, pochodzenie etniczne, status finansowy, wykształcenie, styl życia, aktywność fizyczna oraz ciśnienie tętnicze krwi respondentów.

Tabela 4.2: Wyniki kliniczne Tłuszcz Trans i wolny od narkotyków konsument Trans

Zmienne	**Kategorie**	**Mężczyzna**	**Kobieta**	**Wartości P**
Konsument TFL	Tłuszcz stały	90 (51%)	110 (49%)	0.001
Konsument inny niż TFL	Olej	85 (49%)	115 (51%)	0.002
Cholesterol w surowicy				
200-290 mg/dl	Normalny	96 (55%)	108 (48%)	0.007
140-200	Wysoki	79 (45%)	117 (52%)	0.005
Triglyceride				
100-149mg/dl	Normalny	53 (30%)	69 (31%)	0.002
150-500	Wysoki	122 (70%)	156 (69%)	0.004
HDL				
55-70mg/dl	Normalny	53 (30%)	101 (45%)	0.005
30-50	Wysoki	122 (70%)	124 (55%)	0.001
LDL				
110-129mg/dl	Normalny	80 (46%)	115 (51%)	0.003
130-160	Wysoki	95 (54%)	110 (49%)	0.002
Glukoza				
75-110mg/dl	Normalny	75 (43%)	91 (40%)	0.001
111-350	Wysoki	100 (57%)	134 (60%)	0.003
Lipidy ogółem				
400-566 mg/dl	Normalny	75 (43%)	71 (32%)	0.002
567-2000	Wysoki	100 (57%)**	154 (68%)	0.001

* Zastosowano Z-score i wyznaczono zmienne poziomy istotności dla porównania parametrów mężczyzn i kobiet przy wartościach 0,05 alfa.

** Nawiasem mówiąc, wartości procentowe uzyskane przez podzielenie uzyskanej wartości przez wartość całkowitą i pomnożenie jej przez 100 oraz zaokrąglenie danych.

Tabela 4.2 przedstawia wyniki kliniczne profilu lipidowego konsumentów tłuszczu Trans i konsumentów tłuszczu innych niż Trans o normalnych i wysokich wartościach. W tabeli przedstawiono również liczbę mężczyzn i kobiet spożywających kwasy tłuszczowe trans i wolne lipidy trans, gdzie zastosowano Z-score przy użyciu kalkulatora on-line z wartością alfa 0,05.

Porównanie wieku, profilu lipidowego i stężenia glukozy podsumowano w tabeli 4.3. Średnia stężenia cholesterolu, triglicerydów, LDL, glukozy i lipidów ogółem w grupie II była wyższa niż w grupie I.

Tabela 4.3: Porównanie częstotliwości i std.dev grupy I i grupy II.

Zmienne	**Grupa I**			**Grupa II**		
	Max	**Min**	**Średnia ± SD**	Max	Min	**Średnia ± SD**
Wiek (lata)	75.00	30.00	47.49±9.33	72.00	28.00	45.84±8.55
Cholesterol (mg/dl)	310.00	100.00	209.21±43.97	564.00	125.00	224.76±60.53
Trigliceryd (mg/dl)	1058.00	100.00	301.23±174.04	1400.00	115.00	336.69±240.53
HDL (mg/dl)	47.00	32.00	39.96±3.23	55.00	32.00	39.58±4.20
LDL (mg/dl)	240.00	39.00	140.90±44.53	270.00	39.00	146.69±45.84
Glukoza (mg/dl)	398.00	85.00	176.23±65.28	220.00	130.00	185.84±133.34
Lipidy ogółem (mg/dl)	1592.00	476.00	844.20±210.28	1627.00	461.00	888.68±230.83

W tabeli 4.3 przedstawiono dokładne porównanie częstości występowania obu grup, według których grupa II wykazywała znaczną różnicę w stosunku do cholesterolu i triglicerydów w surowicy ze średnią 224,76mg/dl i 336,69mg/dl, natomiast stężenie glukozy i lipidów ogółem również kształtowało się według tego samego schematu ze średnią wartością odpowiednio 185,84mg/dl i 888,68 mg/dl.

Podobnie porównanie profilu lipidowego i stężenia glukozy w surowicy pomiędzy grupą I i II wykonano za pomocą wykresu słupkowego (ryc. 4).1), a z wykresu wynika, że poziom cholesterolu i triglicerydów TFL i nie TFL konsumentów wykazuje duże zróżnicowanie, podobnie poziom cholesterolu podobnie dobrego (HDL) zmniejsza się w wyniku spożycia lipidów tłuszczów trans, podczas gdy zły cholesterol (LDL) zwiększa się w wyniku spożycia lipidów tłuszczów trans, poza tymi zaburzeniami występuje ogromna różnica w poziomie glukozy i lipidów ogółem (ryc. 4).2) co wskazuje na występowanie cukrzycy typu 2, ponieważ w wyniku spożycia lipidów tłuszczów typu trans poziom lipidów całkowitych w błonie komórkowej, które utrudniają wnikanie cząsteczek glukozy do błony osoczowej, zwiększa stężenie glukozy w organizmie, a to z kolei powoduje niewydolność insuliny do metabolizmu nadmiaru glukozy typu 2 u danej osoby.

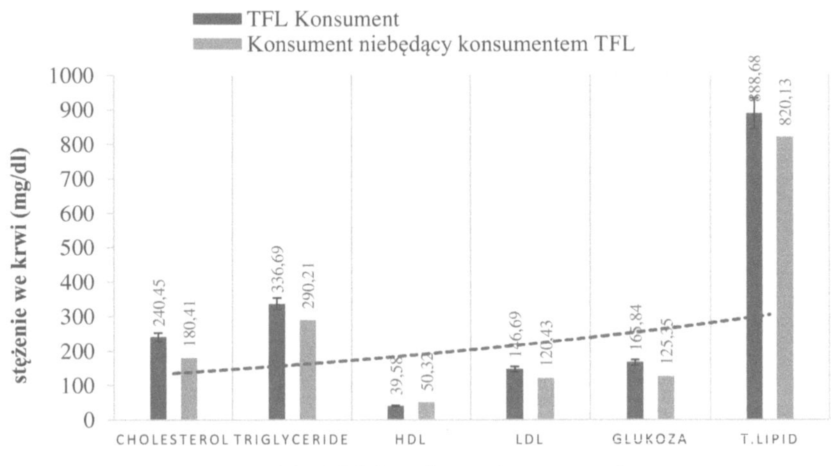

Rysunek 4.1: Porównanie profilu lipidowego i poziomu glukozy w surowicy między grupą I i grupą II

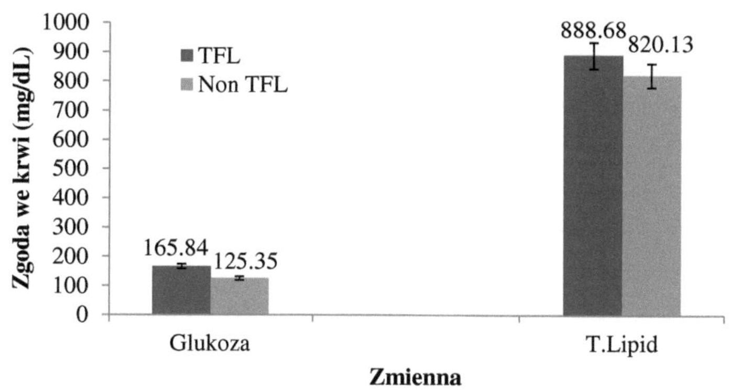

Rysunek 4.2: Stosunek poziomu glukozy do całkowitej zawartości lipidów u konsumentów tłuszczów Trans i konsumentów tłuszczów innych niż Trans.

Tabela 4.4: Badania porównawcze wyników klinicznych grupy I i grupy II

	Group I						Group II					
	Serum cholesterol	Triglyceride	HDL	LDL	Glucose	Total Lipids	Serum cholesterol	Triglyceride	HDL	LDL	Glucose	Total Lipids
Age	--	--	--	0.05	--	--	--	--	0.01	0.01	--	0.03
Serum cholesterol	--	--	--	0.01	--	--	--	0.01	0.01	0.01	0.02	0.01
Triglyceride	--	--	--	--	0.03	--	0.01	--	0.01	0.03	--	0.004
HDL	--	--	--	0.01	--	--	0.01	--	--	--	--	--
LDL	0.01	--	0.01	--	0.02	--	0.01	0.01	--	--	--	--
Glucose	--	0.03	--	0.02	--	--	0.01	--	--	--	--	0.01
Total Lipids	--	--	--	--	--	--	0.01	0.004	--	--	0.01	--

* *Wyniki zostały ocenione na wartość alfa p≥0,05.*

W tabeli 4.4 przedstawiono krzyżowe badania porównawcze wyników klinicznych grupy I i grupy II, które wskazują na słabą korelację parametrów grupy I w porównaniu z grupą II, która wykazuje dodatnią korelację cholesterolu w surowicy z triglicerydem (0.01), HDL (0,01), LDL (0,03) i lipidem ogólnym (0,01), natomiast trigliceryd wykazuje dodatnią korelację z cholesterolem w surowicy (0,01), HDL (0,01), LDL (0,03) i lipidem ogólnym (0,004). Jednakże, glukoza wykazuje dodatnią korelację z cholesterolem w surowicy (0,01) i lipidem całkowitym (0,01), a lipid całkowity wykazuje dodatnią korelację z cholesterolem w surowicy (0,01), triglicerydami (0,004) i glukozą (0,01).

Tabela 4.5. Wartości porównawcze poziomów glukozy i lipidów ogółem dla konsumentów z tłuszczami trans i konsumentów z tłuszczami innymi niż trans (n=400)

Zmienna	Poziom glukozy	Lipid ogółem
TFL Konsument	**Zasięg (110-250mg/dl)**	**Zasięg (567-2000mg/dl)**
Hazara	40 (74%)	38 (70%)
Pashtu	42 (76%)	45 (82%)
Baloch	32 (70%)	29 (63%)
Mówienie w języku Urdu	30 (67%)	33 (73%)
Non TFL Consumer	**(110-250mg/dl)**	**(567-2000mg/dl)**
Hazara	20 (40%)	20 (45%)
Pashtu	19 (38%)	20 (40%)
Baloch	20 (42%)	22 (44%)
Mówienie w języku Urdu	18 (36%)	19 (38%)

Tabela 4.5 przedstawia silną korelację pomiędzy poziomem glukozy a całkowitą zawartością lipidów w TFL i nie TFL. Osoby spożywające TFL w swojej diecie mają wyższy poziom lipidów we krwi, co może prowadzić do absorpcji w błonie komórkowej osocza, dlatego nadmiar glukozy dostanie się do krwi i spowoduje cukrzycę typu 2(110-250mg/dl). Podobnie, osoby spożywające nie TFL; stwierdzono najmniej lipidów ogółem (400-566mg/dl) i poziom glukozy w normie i-e. 75-110 mg/dl.

Tabela 4.6 Częstość występowania cukrzycy typu 2 w zależności od płci w różnych grupach etnicznych miasta Baluchistan Quetta (n=400).

Etniczność	Mężczyzna	Kobieta	wartość p- wartość*
Baloch	24 (56%)	28 (53%)	0.00001
Hazara	25 (56%)	35 (59%)	0.00001
Pashtu	28 (62%)	33 (55%)	0.098**
Mówienie w języku Urdu	24 (56%)	20 (41%)	0.00001

* *Wyniki zostały ocenione na wartość alfa p>0,05.*

*** Nieistotne wartości.*

**** U rodziców odsetek chorych na cukrzycę typu 2 zarówno mężczyzn, jak i kobiet z grupy I i grupy II, u których poziom glukozy przekracza prawidłową wartość (75-110mg/dl), jest pobierany i dzielony przez całkowitą liczbę mężczyzn i kobiet z obu grup i pomnożony przez 100, a następnie zaokrąglony.*

Na podstawie tabeli pochodzenia etnicznego 4.6 wykazano, że częstość występowania cukrzycy typu 2 wśród kobiet pozostaje najwyższa 59% i 55% w grupach etnicznych Hazara i Pashtun (rys. 4.3), podczas gdy w Balochu i Urdu osoby mówiące w tym języku pozostały z odpowiednio 28% i 20%. Co więcej, w populacji męskiej największą częstość występowania choroby pozostaje w Pasztunie - 62%, a następnie 56% w Balochu, Hazarze i Urdu mówiących odpowiednio.

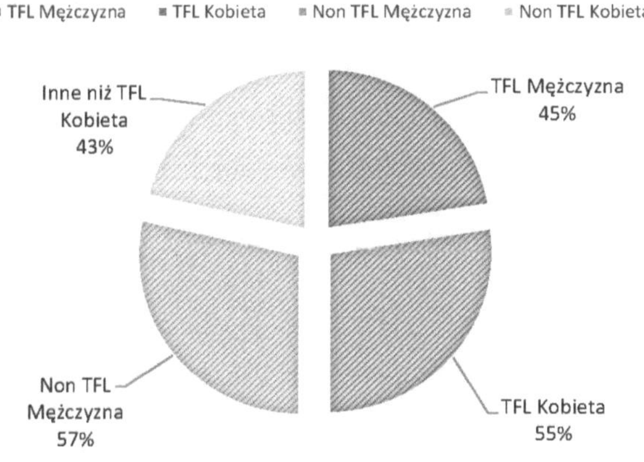

Rysunek 4.3: Częstość występowania cukrzycy typu 2 w zależności od płci

DYSKUSJA

Badanie to wskazuje, że zarówno mężczyźni, jak i kobiety są w wysokim stopniu narażeni na choroby, którym można zapobiec poprzez zmianę stylu życia i sposobu odżywiania. W naszym badaniu wszyscy uczestnicy wybrani do badania to zdiagnozowane przypadki cukrzycy typu 2. Badaliśmy 200 osób, u których w przeszłości stwierdzono spożycie lipidów tłuszczów trans. Spożycie tłuszczów typu trans wiązało się z większym ryzykiem zachorowania na cukrzycę typu 2. Związek ten tłumaczy się szkodliwym wpływem kwasów tłuszczowych typu trans na profil lipidowy, ponieważ tłuszcze typu trans podnoszą poziom cholesterolu, trójglicerydów, glukozy i lipidów całkowitych w surowicy. Występowanie cukrzycy typu 2 może być związane z zaburzeniami profilu lipidowego. Wartości statystyczne wahające się od 7,6% do 11% w 2011 r. pokazują, że częstość występowania cukrzycy jest wysoka w Pakistanie, do 2030 r. szacuje się, że w tym kraju będzie to 14 mln, co stanowi 15%. Obecnie Pakistan znajduje się na 7. miejscu na liście krajów pod względem częstości występowania DM i jeśli obecna sytuacja się utrzyma, prognozuje się, że przesunie się na [4.] miejsce. Ta alarmująca sytuacja stanowi ogromne wyzwanie dla pakistańskich pracowników służby zdrowia i decydentów politycznych w dziedzinie ochrony zdrowia (Qidwai i in., 2010; Bahadar i in., 2014).

Od kilkudziesięciu lat istnieją szczególne obawy dotyczące spożycia kwasu tłuszczowego trans, który przyczynił się do epidemii cukrzycy typu 2 w XX wieku (Mozaffarian, 2004). W skali międzynarodowej cukrzyca stanowi ogromne obciążenie ekonomiczne dla krajowych i indywidualnych systemów opieki zdrowotnej. Cukrzyca jest 4. główną przyczyną zgonów w większości krajów uprzemysłowionych. South Asia is a region where significant outbreak of diabetes is present, Over the last two decades the prevalence of this disease has been increased rapidly, After the Western pacific region it is the second most abandon IDF (International Diabetes Federation) region and World Bank has classified all of the country in this region as low or middle-income in the year 2015 by experiencing

3.5% annual economic growth during this year (Mozaffarian et al., 2006; de Rose et al., 2001).

Na całym świecie odnotowano wspaniały wzrost częstości występowania cukrzycy, jednak częstość występowania typu 2 rośnie szybciej (Qidwai i in., 2010). Przewiduje się, że groźny wzrost częstości występowania cukrzycy jest spowodowany ciężkim uprzemysłowieniem wraz z jego związkiem z nieaktywnym trybem życia, który powoduje otyłość; niedożywienie płodu i matki, a także niektóre inne czynniki środowiskowe i genetyczne są odpowiedzialne za ten ogromny wzrost częstości występowania cukrzycy (Ansari et al., 2014; Basit et al., 2015).

W naszej analizie stwierdzono, że istnieje zgodność pomiędzy poprzednimi badaniami, które zostały przeprowadzone na ludziach i zwierzętach, wraz z czynnikiem ryzyka cukrzycy typu 2 i spożyciem trans kwasów tłuszczowych, co wskazuje na wiele różnych niepożądanych skutków metabolicznych na metabolizm lipoprotein (Ascherio i in., 1999; Dictenberg i in., 1995) i wrażliwości na insulinę (Christiansen i in., 1997; Lefevre i in., 1999). Porównanie wpływu diety z 20% energii z nieuwodornionych jednonienasyconych kwasów tłuszczowych, spożycie diet pacjentów chorych na cukrzycę przez 6 tygodni obfitujących w kwasy tłuszczowe ztrans (20% energii) pokazuje poposiłkowej odpowiedzi na insulinę wzrosła o 59%-77% odpowiednio (Christianseet i in., 1997). We wczesnym sprawozdaniu jest oczywiste, że jeden posiłek o wysokiej zawartości kwasów tłuszczowych trans zmniejsza wrażliwość na insulinę (Lefevre i in., 1999). Wpływ spożycia kwasów tłuszczowych trans na metabolizm insuliny pozostaje niejasny, chociaż długoterminowe mechanizmy związane z tym procesem, Różnicowe działanie kwasu tłuszczowego cis w porównaniu z kwasem tłuszczowym trans sugerują, że w badaniach in vitro kwasy tłuszczowe trans zwiększa wydzielanie insuliny stymulowane glukozą bardziej niż izomery cis o identycznej długości łańcucha (Alstrup i in., 1999).

Rodzaj tłuszczu w diecie może odgrywać rolę w powstawaniu cukrzycy, zmieniając skład kwasów tłuszczowych błony komórkowej fosfolipidów, dzięki czemu całkowicie zmieniły się właściwości receptora insulinowego i transport glukozy. Istnieją jednak pewne osoby, które preferują dietę o wysokiej zawartości margaryny i oleju, a ze względu na ten nawyk żywieniowy zmniejszone ryzyko wystąpienia długów u takich osób (Storlien i in., 1991).

Ze względu na intensywne uprzemysłowienie i nieaktywny tryb życia korzystanie z fast foodów staje się również trendem we współczesnym świecie, zwłaszcza hamburgerów, frytek, pizzy, które są bogate w nienasycone kwasy tłuszczowe trans (Roos i in., 2001; Hakeem i in., 2010). Ponadto gwałtowne stosowanie tradycyjnej pakistańskiej żywności, która jest bogata w trans kwasów tłuszczowych ze względu na swój smak jest kolejnym czynnikiem przyczyniającym się do wystąpienia tej choroby, ze względu na wszystkie te czynniki liczba zachorowań na cukrzycę wzrasta, podczas gdy leczenie tej choroby jest poza kontrolą wraz z jej czynnikami ryzyka (Tarin, 2010; Din, 2014). Nasz wynik podkreślił również szczególnie w etnicznym Pasztunie o wysokim wskaźniku zachorowalności na cukrzycę (62%) z powodu nadmiernego spożycia tłustych produktów spożywczych. Tłuszcze trans działają jak tłuszcze nasycone, podnosząc poziom LDL, cholesterolu, trójglicerydów, lipidów ogółem i glukozy, a ten podwyższony poziom tłuszczów ogółem powoduje złagodzenie poziomu glukozy (Matthan i in., 2004) obniżenie poziomu HDL we krwi przyczynia się do wystąpienia CVD (choroby układu krążenia).

Globalnie DM (Diabetes Mellitus) jest jedną z głównych przyczyn zgonów i chorób impulsowych, ze względu na jego związek z chorobami serca. Cukrzyca została również wymieniona wśród głównych przyczyn ślepoty i niewydolności nerek (Mozaffarian i in., 2004). Słaba kontrola glikemii, która powoduje powstanie stopy cukrzycowej i w końcu amputację, jest kolejnym problemem spowodowanym głównie przez cukrzycę. Obciążenie i powikłania tej choroby są coraz większe i niestety wpływają na wydatki na opiekę zdrowotną. Co więcej, młodsza grupa wiekowa również cierpi na tę przewlekłą chorobę, która ma negatywny wpływ na obciążenia finansowe (Lemaitre i in., 2002; Chavarro i in., 2006). Wśród ludności pakistańskiej wzrost zachorowalności i umieralności na T2DM i związane z tym koszty generują obciążenie ekonomiczne dla systemu opieki zdrowotnej poprzez jego nagłe wykorzystanie (Oomen i in., 2001; Mensink i in., 2002).

Wniosek

Stwierdziliśmy, że nadmierne spożycie kwasu tłuszczowego trans jest głównym czynnikiem przyczyniającym się do rozwoju cukrzycy typu 2, ponieważ jest on odpowiedzialny za zaburzenie proporcji HDL-cholesterolu i LDL-cholesterolu poprzez zwiększenie poziomu LDL-cholesterolu (zły cholesterol) i zmniejszenie poziomu HDL-cholesterolu (dobry cholesterol). W ten sposób powodując nadmiar tłuszczu w organizmie utrudnia metabolizm glukozy w komórce, w wyniku czego może dojść do wystąpienia cukrzycy. Dlatego też konieczne jest zmniejszenie spożycia tłuszczu Trana z diety poprzez zastąpienie go wolnymi tłuszczami Trana, aby uniknąć ewentualnego wzrostu zachorowalności na cukrzycę u dorosłych.

Propozycje

Cukrzyca typu 2 jest rosnącym problemem zdrowotnym, z którym styka się co druga osoba każdej płci i w związku z tym częste jej występowanie powinno być przedmiotem dalszych działań w celu zwalczania tego problemu:

1. Potrzebuje on natychmiastowych wysiłków i ukierunkowanych działań w celu kontroli jego rozpowszechnienia poprzez promowanie podstawowych i drugorzędnych programów zdrowotnych i profilaktycznych.
2. Niezbędne jest odpowiednie zaplanowanie i profilaktyka, które mają na celu ocenę w czasie i dostosowanie związanych z tym czynników do rozwoju powikłań cukrzycy są najlepszą dostępną opcją radzenia sobie z tym dużym problemem zdrowotnym.
3. Należy przyjąć pewne środki w celu zminimalizowania tego spustoszenia poprzez zorganizowanie programów uświadamiających ogółowi społeczeństwa na temat stosowania tłuszczów trans i ich zagrożeń dla zdrowia.
4. Organizowanie różnych społecznych programów edukacyjnych w zakresie zdrowia w zmniejszaniu problemów zdrowotnych spowodowanych przez stosowanie tłuszczów trans i związanych z tym problemów zdrowotnych w dłuższej perspektywie, które z pewnością pomogą masom ogólnym.
5. Zakazać stosowania produktów zawierających tłuszcze trans w dużych ilościach, tj. fast foodów, produktów cukierniczych i zastąpić je tłuszczami jednonienasyconymi lub wielonienasyconymi, takimi jak oleje roślinne.
6. Należy preferować mięso białe zamiast mięsa czerwonego, które zawiera duże ilości tłuszczów trans.
7. Zachęcać do spożywania kwasów tłuszczowych Omega-3 do gotowania i przyprawiania, takich jak oliwa z oliwek, olej palmowy itp., które mogą zapobiec ewentualnemu wystąpieniu cukrzycy typu 2.
8. Pakistan potrzebuje populacyjnego, efektywnego kosztowo podejścia do badań przesiewowych z bardzo dużą liczbą chorych na cukrzycę.

Referencje

Salmeron, J., Hu, F. B., Manson, J. E., Stampfer, M. J., Colditz, G. A., Rimm, E. B., & Willett, W. C. (2001). Dietary fat intake and risk of type 2 diabetes in women. The American journal of clinical nutrition, 73(6), 1019-1026.

American Diabetes Association. (2015). Standards of medical care in diabetes-2015 abridged for primary care providers.Clinical diabetes: a publication of the American Diabetes Association, 33(2), 97.

Evert, A. B., Boucher, J. L., Cypress, M., Dunbar, S. A., Franz, M. J., Mayer-Davis, E. J., ... & Yancy, W. S. (2014). Nutrition therapy recommendations for the management of adults with diabetes. Diabetes care, 37(Supplement 1), S120-S143.

Risérus, U., Willett, W. C., & Hu, F. B. (2009). Tłuszcze dietetyczne i profilaktyka cukrzycy typu 2. Progress in lipid research,48(1), 44-51.

Współpraca w zakresie współczynnika ryzyka NCD. (2016). Światowe trendy w cukrzycy od 1980 roku: zbiorcza analiza 751 badań populacyjnych z udziałem 4-4 mln uczestników. The Lancet,387(10027), 1513-1530.

Federacja, I. D. (2013). Atlas cukrzycy IDF. Bruksela: Międzynarodowa Federacja Cukrzycowa (International Diabetes Federation).

Dyson, P. A., Kelly, T., Deakin, T., Duncan, A., Frost, G., Harrison, Z., ... & Oliver, L. (2011). Diabetes UK oparte na dowodach naukowych wytyczne żywieniowe dotyczące zapobiegania cukrzycy i zarządzania nią. Medycyna cukrzycowa, 28(11), 1282-1288.

Evert, A. B., Boucher, J. L., Cypress, M., Dunbar, S. A., Franz, M. J., Mayer-Davis, E. J., ... & Yancy, W. S. (2014). Nutrition therapy recommendations for the management of adults with diabetes. Diabetes care, 37(Supplement 1), S120-S143.

Aranceta, J., & Pérez-Rodrigo, C. (2012). Recommended dietary reference intakes, nutritional goals and dietary guidelines for fat and fatty acids: a systematic review. British Journal of Nutrition, 107(S2), S8-S22.

Eckel, R. H., Jakicic, J. M., Ard, J. D., De Jesus, J. M., Miller, N. H., Hubbard, V. S., ... & Nonas, C. A. (2014). 2013 AHA/ACC guideline on lifestyle management to reduce cardiovascular risk: a report of the American College of Cardiology/American Heart Association Task Force on Practice Guidelines. Journal of the American College of Cardiology, 63(25 Part B), 2960-2984.

Galgani, J. E., Uauy, R. D., Aguirre, C. A., & Díaz, E. O. (2008). Effect of the dietary fat quality on insulin sensitivity.British Journal of Nutrition, 100(3), 471-479.

Mensink, R. P., Zock, P. L., Kester, A. D., & Katan, M. B. (2003). Effects of dietary fatty acids and carbohydrates on the ratio of serum total to HDL cholesterol and on serum lipids and apolipoproteins: a meta-analysis of 60 controlled trials. The American journal of clinical nutrition, 77(5), 1146-1155.

Clarke, R., Frost, C., Collins, R., Appleby, P., & Peto, R. (1997). Dietary lipids and blood cholesterol: quantitative meta-analysis of metabololic ward studies. Brytyjskic czasopismo medyczne, 314(7074), 112.

Willett, W. (1998). Implikacje całkowitego poboru energii dla analiz epidemiologicznych. Nutritional epidemiology, 273-301.

Mann, J., Te Morenga, L., McLean, R., Swinburn, B., Mhurchu, C. N., Jackson, R., ... & Beaglehole, R. (2016). Dietetyczne wskazówki dotyczące procesu: zarzuty nie są oparte na dowodach. The Lancet, 388(10047), 851-853.

Ley, S. H., Pan, A., Li, Y., Manson, J. E., Willett, W. C., Sun, Q., & Hu, F. B. (2016). Changes in overall diet quality and subsequent type 2 diabetes risk: three US prospective cohorts. Diabetes Care, dc160574.

Mann, J., McLean, R., Skeaff, M., & Te Morenga, L. (2014). Diety o niskiej zawartości węglowodanów: idące w kierunku przeciwnym do ziarna. The Lancet,384(9953), 1479-1480.

Eckel, R. H., Jakicic, J. M., Ard, J. D., De Jesus, J. M., Miller, N. H., Hubbard, V. S., ... & Nonas, C. A. (2014). 2013 AHA/ACC guideline on lifestyle management to reduce cardiovascular risk: a report of the American College of Cardiology/American Heart Association Task Force on Practice Guidelines. Journal of the American College of Cardiology, 63(25 Part B), 2960-2984.

Wspólny Komitet Ekspertów FAO/WHO ds. dodatków do żywności. Spotkanie, & Światowa Organizacja Zdrowia. (2010). Evaluation of Certain Food Additives (Ocena niektórych dodatków do żywności): Siedemdziesiąte pierwsze sprawozdanie Wspólnego Komitetu Ekspertów FAO/WHO ds. Dodatków do Żywności (tom 71). Światowa Organizacja Zdrowia (WHO).

Lichtenstein, A. H., Appel, L. J., Brands, M., Carnethon, M., Daniels, S., Franch, H. A., ... & Karanja, N. (2006). Diet and lifestyle recommendations revision 2006: a scientific statement from the American Heart Association Nutrition Committee.Circulation, 114(1), 82-96.

McGuire, S. (2011). US department of agriculture and US department of health and human services, dietary guidelines for americans, 2010. Waszyngton, DC: Drukarnia rządu USA, styczeń 2011 r.

Australia i Newzealand De Souza, R. J., Mente, A., Maroleanu, A., Cozma, A. I., Ha, V., Kishibe, T., & Anand, S. S. (2015). Spożycie nasyconych i przejściowych nienasyconych kwasów tłuszczowych oraz ryzyko wszystkich przyczyn śmiertelności, chorób układu krążenia i cukrzycy typu 2: przegląd systematyczny i metaanaliza badań obserwacyjnych. British Medical Journal, 351, h3978.

Guyatt, G. H., Oxman, A. D., Vist, G. E., Kunz, R., Falck-Ytter, Y., Alonso-Coello, P., & Schünemann, H. J. (2008). GRADE: an emerging consensus on rating quality of evidence and strength of recommendations. British Medical Journal (Clinical research ed), 336(7650), 924-926.

Guyatt, G., Oxman, A. D., Akl, E. A., Kunz, R., Vist, G., Brozek, J., ... & Rind, D. (2011). Wytyczne klasyfikacyjne: 1. Wstęp - profile dowodowe i tabele podsumowujące wyniki. Journal of clinical epidemiology, 64(4), 383-394.

Guyatt, G. H., Oxman, A. D., Schünemann, H. J., Tugwell, P., & Knottnerus, A. (2011). GRADE guidelines: a new series of articles in the Journal of Clinical Epidemiology. Journal of clinical epidemiology, 64(4), 380-382.

Hodge, A. M., English, D. R., O'dea, K., Sinclair, A. J., Makrides, M., Gibson, R. A., & Giles, G. G. (2007). Fosfolipid osoczowy i dietetyczne kwasy tłuszczowe jako predykatory cukrzycy typu 2: interpretacja roli kwasu linolowego -. The American journal of clinical nutrition, 86(1), 189-197.

Smedman, A. E., Gustafsson, I. B., Berglund, L. G., & Vessby, B. O. (1999). Kwas pentadekanowy w surowicy jako marker spożycia tłuszczu mlecznego: relacje między spożyciem tłuszczu mlecznego a czynnikami ryzyka metabolicznego-. The American journal of clinical nutrition, 69(1), 22-29.

Pereira, M.A., Jacobs Jr, D.R., Van Horn, L., Slattery, M.L., Kartashov, A.I., & Ludwig, D.S. (2002). Dairy consumption, obesity, and the insulin resistance syndrome in young adults: the CARDIA Study. Jamanetwork, 287(16), 2081-2089.

Choi, H. K., Willett, W. C., Stampfer, M. J., Rimm, E., & Hu, F. B. (2005). Dairy consumption and risk of type 2 diabetes mellitus in men: a prospective study. Archives of internal medicine, 165(9), 997-1003.

Tong, X., Dong, J. Y., Wu, Z. W., Li, W., & Qin, L. Q. (2011). Dairy consumption and risk of type 2 diabetes mellitus: a meta-analysis of cohort studies. European journal of clinical nutrition, 65(9), 1027.

Schwab, U. S., Niskanen, L. K., Maliranta, H. M., Savolainen, M. J., Kesäniemi, Y. A., & Uusitupa, M. I. (1995). Diety wzbogacone w kwas laurynowy i palmitynowy mają minimalny wpływ na stężenie lipidów i lipoprotein w surowicy oraz metabolizm glukozy u zdrowych młodych kobiet. The Journal of nutrition, 125(3), 466-473.

Risérus, U. (2008). Fatty acids and insulin sensitivity. Current Opinion in Clinical Nutrition & Metabolic Care, 11(2), 100-105.

Kavanagh, K., Jones, K. L., Sawyer, J., Kelley, K., Carr, J. J., Wagner, J. D., & Rudel, L. L. (2007). Dieta trans-tłuszczowa wywołuje u małp otyłość brzuszną i zmiany we wrażliwości na insulinę. Otyłość, 15(7), 1675-1684.

Risérus, U., Arner, P., Brismar, K., & Vessby, B. (2002). Treatment with dietary trans10cis12 conjugated linoleic acid causes isomer-specific insulin resistance in obese men with the metabolic syndrome. Diabetes care, 25(9), 1516-1521.

Risérus, U., Basu, S., Jovinge, S., Fredrikson, G. N., Ärnlöv, J., & Vessby, B. (2002). Suplementacja sprzężonym kwasem linolowym powoduje zależne od izomerów naprężenia oksydacyjne i podwyższoną C-reaktywność białka: potencjalne powiązanie z insulinooporności wywołaną kwasem tłuszczowym. Circulation, 106(15), 1925-1929.

Moloney, F., Yeow, T. P., Mullen, A., Nolan, J. J., & Roche, H. M. (2004). Conjugated linoleic acid supplementation, insulin sensitivity, and lipoprotein metabolism in patients with type 2 diabetes mellitus. The American journal of clinical nutrition,80(4), 887-895.

Risérus, U., Vessby, B., Ärnlöv, J., & Basu, S. (2004). Effects of cis-9, trans-11 conjugated linoleic acid supplementation on insulin sensitivity, lipid peroxidation, and proinflammatory markers in obese men. The American journal of clinical nutrition, 80(2), 279-283.

Ascherio, A., & Willett, W. C. (1997). Wpływ kwasów tłuszczowych trans na zdrowie. The American journal of clinical nutrition, 66(4), 1006S-1010S.

Mensink, R. P. (2005) Metaboliczne i zdrowotne działanie izomerycznych kwasów tłuszczowych. Current Opinion in Lipidology.16: 27-30.

Christiansen, E., Schnider, S., Palmvig, B., Tauber-Lassen, E., Pedersen, O. (1997) Spożycie diety o wysokiej zawartości trans jednonienasyconych kwasów tłuszczowych lub nasyconych kwasów tłuszczowych. Wpływ na insulinemię poposiłkową i glikemię u pacjentów otyłych z dibetes mellitusem niesamodzielnym od insuliny. Diabetes Care 20: 881-887.

Hunter, J. E., Applewhite, T. H. (1991) Reassessment of trans fatty acid availability in the US diet. American Journal of Clinical Nutrition. 54: 363–369.

Ascherio, A., Willett, W. C. (1995) Metaboliczne i aterogenne działanie kwasów tłuszczowych trans. J Intern Med. 238: 93–96.

Mozaffarian, D., Pischon, T., Hankinson, S. E., et al. (2004) Dietaryzacja kwasów tłuszczowych trans i ogólnoustrojowe zapalenie u kobiet. American Journal of Clinical Nutrition. 79: 606–612.

Ascherio, A., Hennekens, C. H., Buring, J. E., Master, C., Stampfer, M. J., Willett, W. C. (1994) Trans-fatty acids intake and risk of myocardial infarction. Cyrkulacja 89: 94-101.

Salmerón, J., Hu, F. B., Manson, J. E., et al. (2001) Dietary fatake and risk of type 2 diabetes in women. American Journal of Clinical Nutrition. 73: 1019–1026.

Emken, E. A. (1984) Nutrition and biochemistry of trans and positional fatty acid isomers in hydrogenated oils. Annual Review of Nutrition. 4: 339–376.

Stender, S., Dyerberg, J. (2004) Influence of trans fatty acids on health. Metabolizm żywieniowy w skali roku. 48: 61–66.

Hu, F. B., van Dam, R. M., Liu, S. (2001) Diet and risk of type II diabetes: the role of types of fat and carbohydrate. Diabetologia 44: 805-817.

Lefevre, M., Lovejoy, J. C., Smith, S. R., et al. (2005) Comparison of the acute response to meals enriched with cis- or trans- fatty acids on glucose and lipids in overweight individuals with differing FABP2 genotypes. Metabolizm 54: 1652-1658.

Alstrup, K. K., Gregersen, S., Jensen, H. M., Thomsen, J. L., Hermansen, K. (1999) Differential effects of cis and trans fatty acids on insulin release from isolated mouse islets. Metabolizm 48: 22-29.

Louheranta, A. M., Turpeinen, A. K., Vidgren, H. M., Schwab, U. S., Uusitupa, M. I. (1999) High-trans fatty acid diet and insulin sensitivity in young healthy women. Metabolizm 48: 870-875.

Lovejoy, J. C., Smith, S. R., Champagne, C. M., et al. (2002) Effects of diet enriched in saturated (palmitic), monounsaturated (oleic), or trans (elaidic) fatty acids on insulin sensitivity and substrate oxidation in health adults. Pielęgnacja cukrzycy 25: 1283–1288.

van Dam, R. M., Willett, W. C., Rimm, E. B., Stampfer, M. J., Hu, F. B. (2002) Spożycie tłuszczu i mięsa w związku z ryzykiem wystąpienia cukrzycy typu 2 u mężczyzn. Diabetes Care 25: 417–424.

Meyer, K. A., Kushi, L. H., Jacobs, D. R. Jr, Folsom, A. R. (2001) Dietary fat and incidence of type 2 diabetes in older Iowa women. Diabetes Care 24: 1528-1535.

Koh-Banerjee, P., Chu, N. F., Spiegelman, D., et al. (2003) Prospektywne badanie związku zmian w spożyciu żywności, aktywności fizycznej, spożyciu alkoholu i paleniu tytoniu z 9-letnim przyrostem obwodu talii wśród 16 587 mężczyzn w USA. American Journal of Clinical Nutrition. 78: 719–727.

Oh, K., Hu, F. B., Manson, J. E., Stampfer, M. J., Willett, W. C. (2005) Dietary fat intake and risk of coronary heart disease in women: 20 years of follow-up of the nurses' health study. American Journal of Epidemiology. 161: 672–679.

Mokdad, A. H., Ford, E. S., Bowman, B. A., et al. (2003) Prevalence of obesity, diabetes, and obesity-related health risk factors, 2001. Jamanetwork. 289: 76–79.

Hu, F. B., Manson, J. E., Stampfer, M. J., et al. (2001B) Dieta, styl życia i ryzyko cukrzycy typu 2 u kobiet. New England Journal of Medicine. 345: 790–797.

Rudel, L. L., Sawyer, J. K., Parks, J. S. (1991) Tłuszcz żywieniowy, struktura lipoprotein i miażdżyca u naczelnych. Atherosclerosis Review. 23: 41–50.

Rudel, L. L., Parks, J. S., Hedrick, L., Thomas, M., Williford, K. (1998). Lipoprotein and cholesterol metabolism in diet-induced coronary artery atherosclerosis in primates. Rola cholesterolu i kwasów tłuszczowych. Postęp w badaniach nad lipidami. 37: 353–370.

Parodi, P. W. (1976). Distribution of isometric octadecenoic fatty acids in milk fat. Journal of dairy science, 59(11), 1870-1873.

Slover, H. T., Thompson, R. H., Davis, C. S., & Merola, G. V. (1985). Lipidy w margarynach i żywności podobnej do margaryny. Journal of the American Oil Chemists' Society, 62(4), 775-786.

Enig, M. G., Pallansch, L. A., Sampugna, J., & Keeney, M. (1983). Skład kwasów tłuszczowych w wybranych produktach spożywczych z naciskiem na składniki trans1. Journal of the American Oil Chemists' Society, 60(10), 1788-1795.

Wiedermann, L. H. (1978). Margaryna i olej margarynowy, preparat i kontrola. Journal of the American Oil Chemists' Society, 55(11), 823-829.

Senti, F. R. (1985). Health aspects of dietary trans fatty acids. In Federation of American Societies for experimental biology.

Brussaard, J. H. (1986). Ile kwasów tłuszczowych trans zawiera holenderska dieta? Odżywianie, 47, 108-111.

Vergroesen, A. J. (1972). Dietary fat and cardiovascular disease: possible modes of action of linoleic acid.Proceedings of the nutrition society, 31(3), 323-329.

Vergroesen, A. J., & Gottenbos, J. J. (1975). rola tłuszczów w żywieniu człowieka: wprowadzenie. Rola tłuszczów w żywieniu człowieka. Diabetes mellitus (1985). raport grupy badawczej WHO." WHO Tech Rep. Ser ";727:7-113

Bernert, J. T., Turner, W. E., Patterson Jr, D. G., & Needham, L. L. (2007). Calculation of serum "total lipid" concentrations for the adjustment of persistent organohalogen toxicant measurements in human samples. Chemosfera, 68(5), 824-831.

de Rose, N. M., Bots, M. L., Siebelink, E., Schouten, E., & Katan, M. B. (2001). Wazodilatacja spowodowana przepływem nie jest zaburzona, gdy HDL-cholesterol jest obniżony poprzez zastąpienie węglowodanów przez tłuszcze jednonienasycone. British Journal of Nutrition, 86(2), 181-188.

Seclen, S. N., Rosas, M. E., Arias, A. J., Huayta, E., & Medina, C. A. (2015). Prevalence of diabetes and impaired fasting glucose in Peru: report from PERUDIAB, a national urban population-based longitudinal study. BMJ Open Diabetes Research and Care, 3(1), 355-370.

Qidwai, W., & Ashfaq, T. (2010). Imminent epidemic of diabetes mellitus in Pakistan: issues and challenges for health care providers.

Basit, A., Riaz, M., &Fawwad, A. (2015). Improving diabetes care in developing countries: Przykład Pakistanu. Diabetes research and clinical practice, 107(2), 224-232.

Ansari, R. M., Dixon, J. B., & Browning, C. J. (2014). Self-management of type 2 diabetes in middle-age population of Pakistan and Saudi Arabia. Open Journal of Preventive Medicine, 4(06), 396.s.

Tarin, S. M. A. (2010). Globalna "epidemia" cukrzycy. Nishtar Med J, 2, 56-60. Din, I. (2014). Health Outcomes and the Pakistani Population. Cambridge Scholars Publishing.

Matthan, N. R., Welty, F. K., Barrett, P. H. R., Harausz, C., Dolnikowski, G. G., Parks, J. S., ... & Lichtenstein, A. H. (2004). Dietary hydrogenated fat increases high-density lipoprotein apoA-I catabolism and decreases low-density lipoprotein apoB-100 catabolism in hypercholesterolemia women. Arterioskleroza, zakrzepica i biologia naczyniowa,24(6), 1092-1097.

Mozaffarian, D., Rimm, E. B., King, I. B., Lawler, R. L., McDonald, G. B., & Levy, W. C. (2004). TFA i systemowe zapalenie w niewydolności serca. The American journal of clinical nutrition, 80(6), 1521-1525.

Lemaitre, R. N., King, I. B., Raghunathan, T. E., Pearce, R. M., Weinmann, S., Knopp, R. H., ... &Siscovick, D. S. (2002). Cell membrane trans-fatty acids and the risk of primary cardiac arrest. Circulation, 105(6), 697-701.

Seclen, S. N., Rosas, M. E., Arias, A. J., Huayta, E., & Medina, C. A. (2015). Prevalence of diabetes and impaired fasting glucose in Peru: report from PERUDIAB, a national urban population-based longitudinal study. BMJ Open Diabetes Research and Care, 3(1), e000110.

Sicree, R., Shaw, J., &Zimmet, P. International Diabetes Federation (IDF), The Global Burden Diabetes and Impaired Glucose Tolerance [cyt. za: 2016 1 lipca].

BOKSY

1. Dr Muhammad Rizwan (MBBS, M.Phil Hematology), Prof. Dr Moeen ud Din (FRCP(E), Ph.D(Hon), 2017. Basic Practical Hematology For Laboratory Technician, First edition. Baqayee Institute of Hematology Publication.
2. Masood Anwar, Muhammad Amin Waqar, Farooq Ahmed Khan, Waheed uz zaman Tariq,
3. Sajid Mushtaq, 2005. Podręcznik medycyny laboratoryjnej, wydanie trzecie. Armed Forces Institute of Pathology Rawalpindi-Pakistan.
4. Marguerite Ambrose, RN, MSN, CS, Jake Smith, 2001.Kliniczne testy laboratoryjne, wartości i konsekwencje, wydanie trzecie. Stany Zjednoczone Ameryki: Donna O.carpenter i wydawca i dystrybutor SPRINGHOUSE.

ZASOBY INTERNETOWE

1. Statystyki związane z nadwagą i otyłością. Sieć informacji o kontroli wagi. Dostępne pod adresem: http://www.win.niddk.nih.gov/statistics/index.htm. Dostępny od 1 lipca 2010 r.
2. Krajowe statystyki dotyczące cukrzycy, 2007. National Diabetes Information Clearinghouse (NDIC). Dostępne pod adresem: http://diabetes.niddk.nih.gov/dm/pubs/statistics/. Dostępny od 1 lipca 2010 r.
3. Program zapobiegania cukrzycy. National Diabetes Information Clearinghouse. Dostępny pod adresem: http://diabetes.niddk.nih.gov/dm/pubs/preventionprogram/. Październik 2008. Dostępny od 1 lipca 2010 r.
4. US Department of Health and Human Services, & National Institutes of Health. Statystyki związane z nadwagą i otyłością. Weight Control Information Network.
5. US Department of Health and Human Services. (2011). National Diabetes Information Clearinghouse (NDIC). National Diabetes Information Clearinghouse (NDIC).
6. Program zapobiegania cukrzycy. National Diabetes Information Clearinghouse. Dostępny pod adresem: http://diabetes.niddk.nih.gov/dm/pubs/preventionprogram/. Październik 2008. Dostępny od 1 lipca 2010 r.
7. American Diabetes Association. Fat and Diabetes. http://www.diabetes.org/food-and-fitness/food/what-can-i-eat/fat-and-diabetes.html. Dostępny od 1 lipca 2010.

DODATKI

Załącznik 1: Mapa Google pokazująca mapę Quetta City

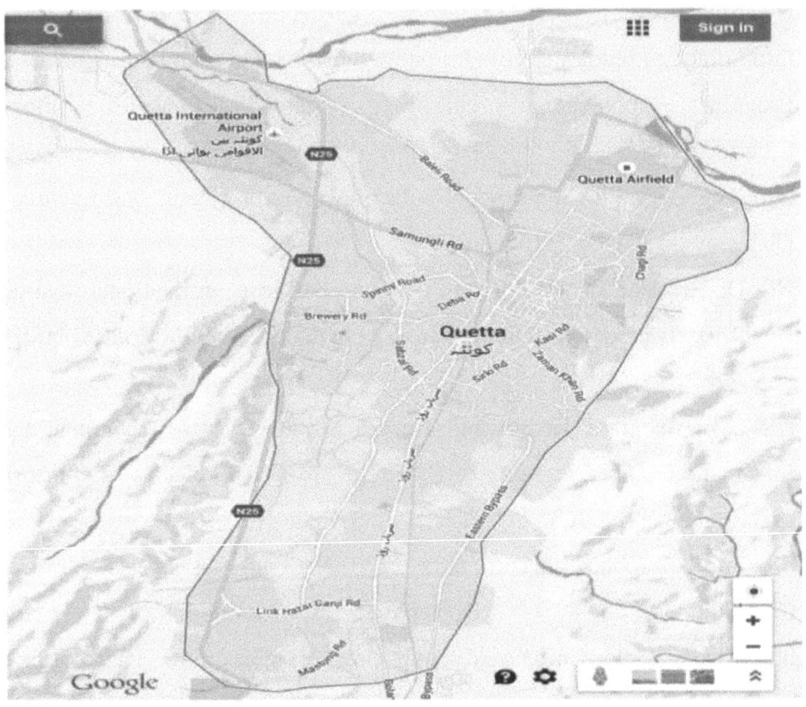

Dodatek 1.1: Mapa miejsca lokalizacji (Quetta City Balochistan)

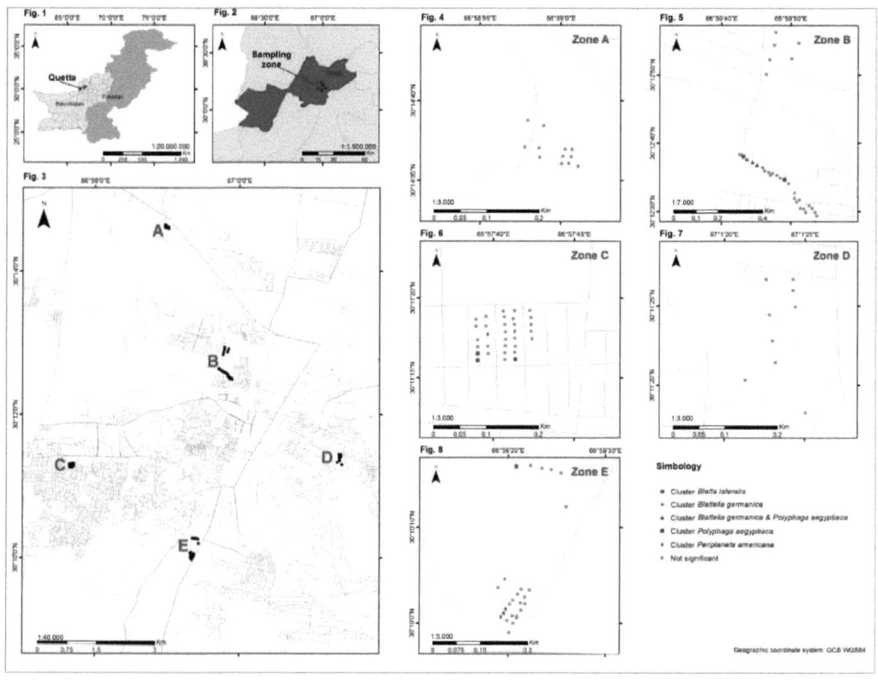

Dodatek 2: Performa pacjentów chorych na cukrzycę typu 2

ROLA KWASU TŁUSZCZOWEGO TRANS JAKO CZYNNIKA RYZYKA DLA INSULINOOPORNOŚCI I CUKRZYCY TYPU 2 W RÓŻNYCH GRUPACH ETNICZNYCH QUETTA CITY BALOCHISTAN

S.No:

Nazwisko: Status finansowy: Wykształcenie:

Płeć: Aktywność fizyczna: Styl życia:

Wiek: Etniczność: Wykształcenie:

Wysokość (stopy): Waga(Kg): BMI**:

Stan cywilny Ciśnienie krwi:

TFL/Nie TFL:

Normalny zakres całkowitej zawartości lipidów(mg/dl): 400-566

Całkowita zawartość lipidów u konsumenta TFL (mg/dl): Lipid całkowity konsumenta nie będącego konsumentem TFL(mg/dl): Lipid całkowity konsumenta nie będącego konsumentem TFL(mg/dl):

Normalny zakres cukru na czczo(mg/dl): 75-110

Cukier na czczo TFL spożywać (mg/dl): Cukier na czczo dla konsumentów nie będących konsumentami TFL(mg/dl):

Normalny zakres HDL(mg/dl): 55-70

HDL konsumenta TFL (mg/dl): HDL konsumenta nie TFL (mg/dl):

Normalny zakres LDL(mg/dl): 110-129

LDL konsumenta TFL (mg/dl): LDL osoby nie będącej konsumentem TFL(mg/dl):

Normalny zakres zawartości triglicerydów (mg/dl): 100-149

Trigliceryd użytkownika TFL (mg/dl): Trigliceryd użytkownika nie będącego konsumentem TFL(mg/dl):

Normalny zakres cholesterolu w surowicy (mg/dl): 200-290

Cholesterol TFL(mg/dl) w surowicy: Cholesterol w surowicy bez TFL(mg/dl):

Załącznik 3: Skrzyżowane badania porównawcze wartości demograficznych wśród konsumenckich pacjentów TFL z cukrzycą typu 2 pochodzących z różnych grup etnicznych miasta Quetta w Balochistanie

Parametry	Typy	Mężczyzn	a Kobieta*	Wartość P-
Grupa wiekowa	30-70(100%)	90(45%)	110(55%)	0,001
Etniczność	Hazara	23(26%)	31(28%)	0,075
	Pashtu	25(28%)	30(27%)	0,002
	Baluch	20(22%)	26(24%)	0,003
	Urdu spk	22(24%)	23(21%)	0.001
Cholesterol	140-200	08(35%)[H]	11(35%)[H]	0,001
(mg/dl)	201-290	15(65%)	20(65%)	0,003
		10(40%)[P]	12(40%)[P]	0,002
		15(60%)	18(60%)	0.001
		07(35%)[B]	11(42%)[B]	0·075
		13(57%)	15(58%)	0.002
		09(41%)[U]	08(35%)[U]	0·003
		14(64%)	13(57%)	0.001
Trigliceryd	100-149	07(30%)[H]	12(39%)[H]	0·001
(mg/dl)	150-500	16(70%)	19(61%)	0,075
		11(44%)[P]	13(43%)[P]	0,002
		14(56%)	17(57%)	0.001
		06(30%)[B]	10(38%)[B]	0,002
		14(70%)	16(62%)	0.075
		07(32%) [U]	07(30%)[U]	0,003
		15(68%)	14(61%)	0.001
LDL	110-129	06(26%)[H]	10(32%)[H]	0,075
(mg/dl)	130-160	17(74%)	21(66%)	0,002
		10(40%)[P]	12(40%)[P]	0,003

		15(60%)	18(60%)	0.001
		07(35%)^{B}	08(31%)^{B}	0,002
		13(65%)	17(69%)	0.075
		06(27%)^{U}	06(29%)^{U}	0.001
		16(73%)	15(71%)	0.003
HDL	51-70	09(39%)^{H}	11(35%)^{H}	0,003
(mg/dl)	30-50	14(61%)	20(65%)	0,002
		08(32%)^{P}	09(30%)^{P}	0,075
		17(68%)	21(70%)	0.002
		09(45%)^{B}	07(27%)^{B}	0,003
		11(55%)	19(73%)	
		07(32%)^{U}	08(35%)^{U}	0,075
		15(68%)	15(65%)	0.002
Glukoza	70-110	06(26%)^{H}	08(29%)^{H}	0,001
(mg/dl)	111-350	17(74%)	23(71%)	0,003
		06(24%)^{P}	07(23%)^{P}	0,002
		19(76%)	23(77%)	0.075
		06(30%)^{B}	08(31%)^{B}	0,003
		14(70%)	18(69%)	0.002
		06(27%)^{U}	09(39%)^{U}	0.002
		16(73%)	14(61%)	0.075
Łącznie-Lipid	400-566	08(35%)^{H}	09(29%)^{H}	0,003
(mg/dl)567-2000		15(65%)	22(71%)	0,001
		07(28%)^{P}	08(27%)^{P}	0,002
		16(72%)	22(73%)	0.075
		08(40%)^{B}	09(35%)^{B}	0,002
		12(60%)	17(65%)	0.001
		05(23%)^{U}	07(30%)^{U}	0,003
		17(77%)	16(70%)	0.075

Dodatek 4: Wirówka 80-1 Chiny

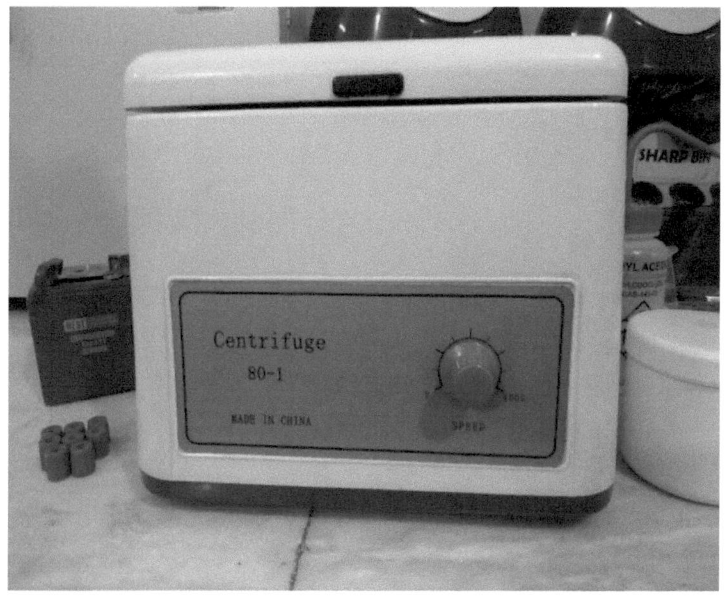

Dodatek 5: SA-20 CLINDIAG Japonia

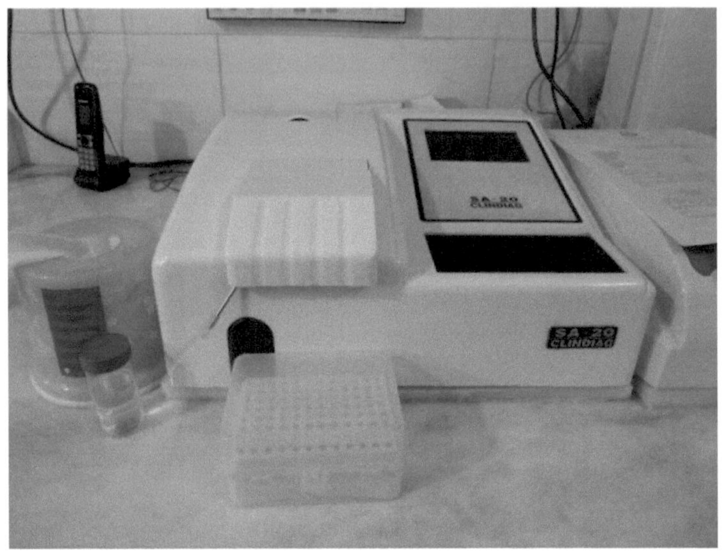

Dodatek 6: Odwirowywanie próbki krwi (Wirówka 80-1 Chiny)

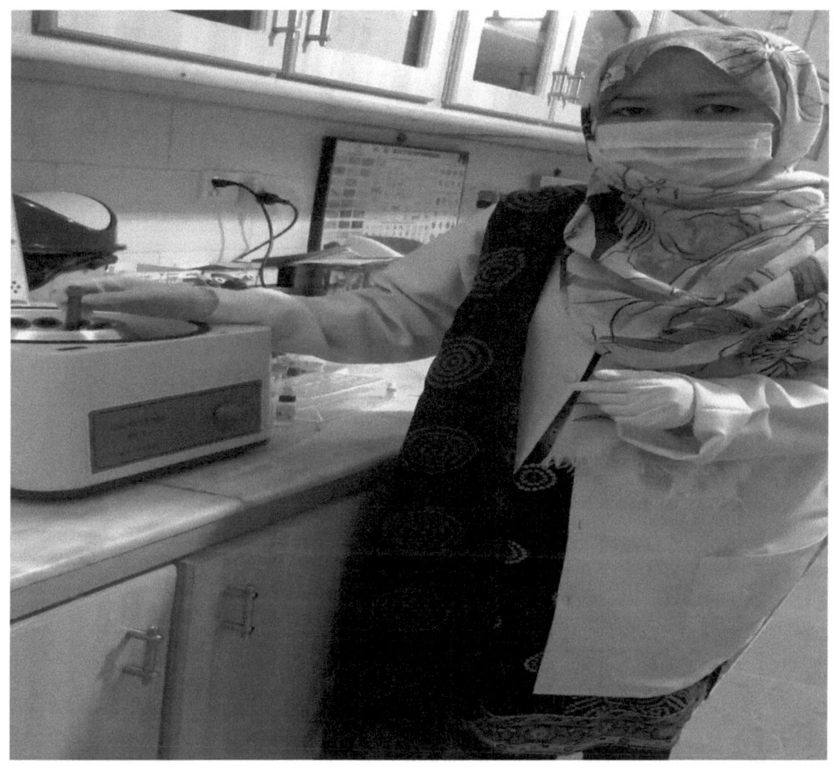

Dodatek 7: Odwirowana próbka krwi

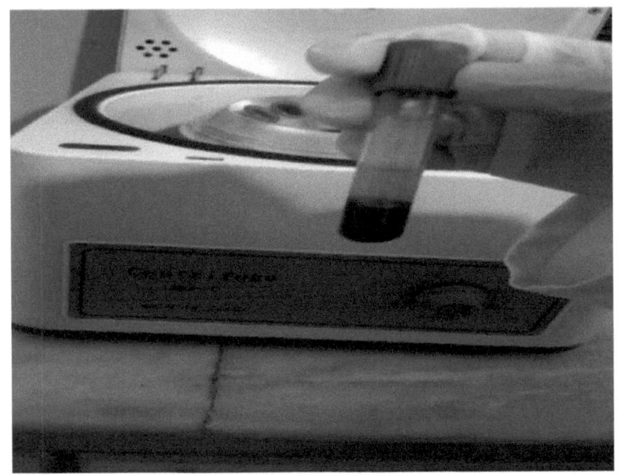

Dodatek 8: Badanie próbki za pomocą analizatora klinicznego (SA-20 CLINDIAG Japan)

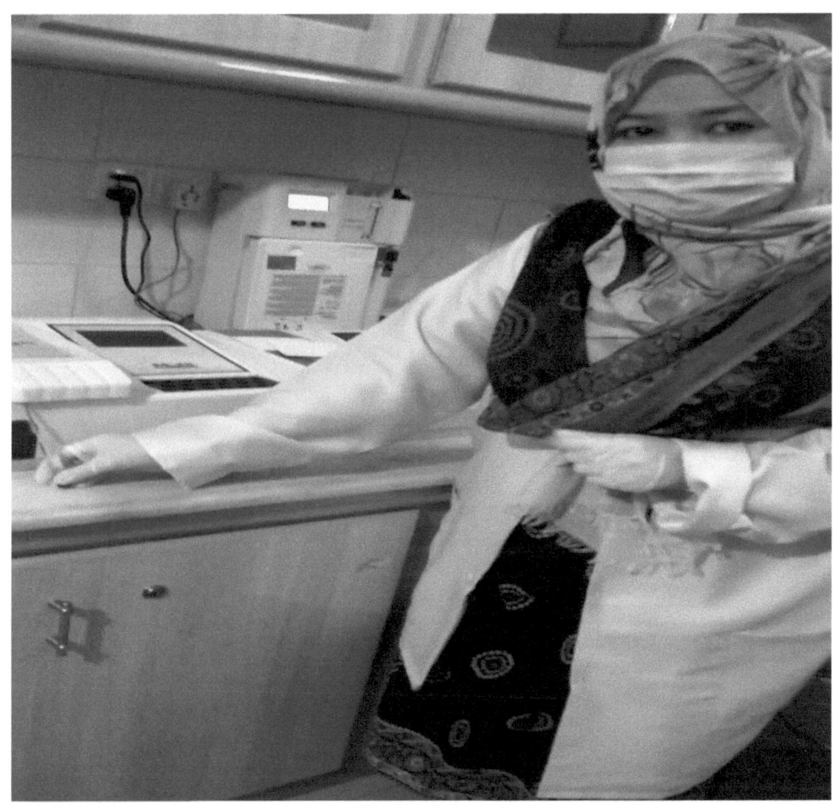

O AUTORZE

Autor uzyskał tytuł BS (Biotechnologia i Informatyka) na Uniwersytecie Informatyki i Zarządzania w Balochistanie w maju 2008 r. z CGPA 3,78, tytuł licencjata na Uniwersytecie w Balochistanie, Quetta w 2016 r. z wyróżnieniem [2.] miejsca w całej prowincji oraz Mphil (Zoologia) na Uniwersytecie w Balochistanie z CGPA 3,8 w 2019 roku.

Doświadczenie zawodowe:

Autor służył kampusowi Bahria Foundation College Quetta jako wykładowca od października 2008 do listopada 2009, a Govt Girls Degree College Sardar Hassan Musa jako asysta od listopada 2010 do kwietnia 2014.

Obecnie Autor służy jako S.S.T(Science) w Govt Girls High School Sardar Essa Khan Quetta.

Szkolenia/kursy:

1. Dyplom z zakresu podstaw komputerowych wydany przez Radę Generalną Islamskiej Republiki Iranu, Quetta w 2002 r.
2. Odbyło się 12-dniowe szkolenie zorganizowane przez Balochistan Academy for college teachers (BACT) w 2011 roku.
3. Komunikacja ustna w języku angielskim z instytutu Pearl w 2012 roku.
4. Profesjonalny awans w języku angielskim z centrum językowego Pak Oxford English language center, Alamdar Road Quetta w 2012 roku.
5. Kompleksowy kurs montażu okien z akademii komputerowej Pak oxford w 2014 roku.

6. Odbyło się 12-dniowe szkolenie dla nauczycieli przedmiotów ścisłych zorganizowane przez Prowincjalny Instytut Kształcenia Nauczycieli (PITE) w 2017 roku.

Członkostwo zawodowe:

Profesjonalne członkostwo w SESA (stowarzyszeniu starszych pracowników naukowych Quetta) od 2017 r.

Nagrody i certyfikaty:

1. Pierwsza nagroda w konkursie quizowym zorganizowanym przez społeczność Bahai1997 r.
2. Złoty medal w konkursie pisania esejów przez międzynarodową organizację kukhushin karatae w 2001 r.
3. 2. nagroda w dziedzinie eseistyki organizowanej przez Radę Ogólną Islamskiej Republiki Iranu 2001.
4. Nagroda główna, Złoty Medal i nagroda najlepsza w kategorii (Nauki biologiczne) w piśmiennictwie naukowym organizowanym przez targi nauki i inżynierii Intel 2007.

Publikacje:

Fatima Yousaf Ali i in., Rola kwasu tłuszczowego jako czynnika ryzyka dla odporności na insulinę i cukrzycę typu 2 w grupach etnicznych Quetta City, Balochistan Pakistan, Indo Am J.P.Sci,2019;06(01).

A liFY.Trans kwas tłuszczowy; mylący czynnik ryzyka w chorobie wieńcowej serca. Professional Med J Feb 2013;20 (1): 35-39.

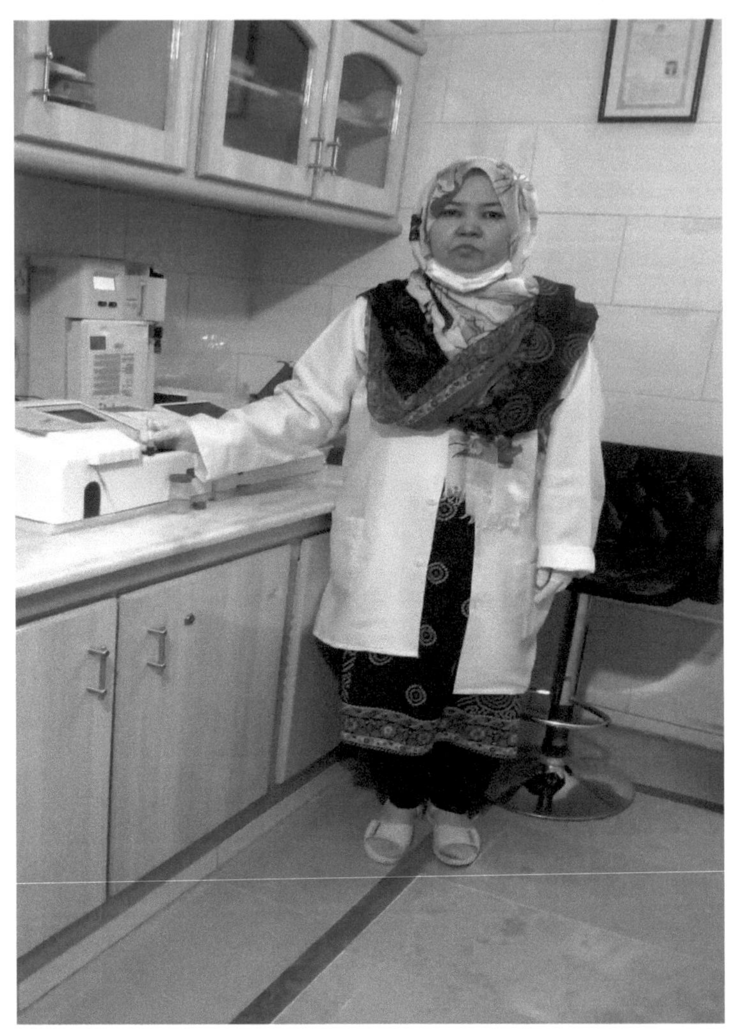

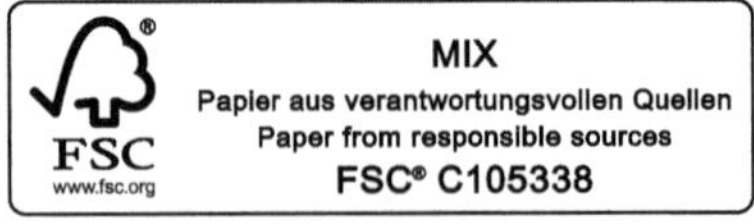

Printed by Books on Demand GmbH, Norderstedt / Germany